한방지식에서 한방치료법 실제까지

만성 질환별 한방치료기법

편저 정 효 섭

◎ 새한방 지식
◎ 새한방 치료법
◎ 치료법 실제

지식의 중심
법문북스

目　次

漢方의 知識

漢方療法의 案內

慢性의 下痢

目 次

感氣의 漢方療法

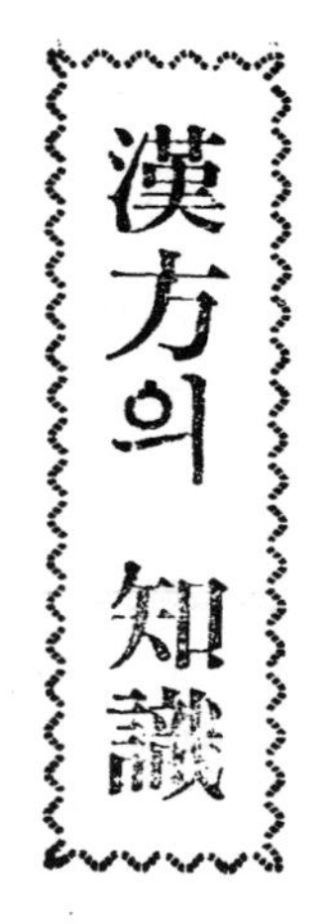
漢方의 知識

疾病과 病者

現代醫學은 病名으로서 다룬다

現代醫學은 最近 눈부신 發達을 했읍니다。 이런 소리를 들으면 어떤 病이라도 그 發達한 醫藥으로서 모두 治癒가 可能하다고 生覺하기 쉽습니다。 그러나、 그렇게 簡單히 處理될 問題가 아닙니다。 世上에는 現代醫學으로서도 고칠 수 없는 病이 적지 않읍니다。

이렇게 말하면 「그것은 癌이겠지」하고 對答하는 분이 있을 줄 生覺합니다。 그러나 그 對答엔 百点滿点에 五十点 밖에 줄 수 없읍니다。 確實히 癌이나 그와 類似한 惡性腫瘍이란 病은 多幸히 早期 發見、早期 手術을 하지 않는 限 고치기 힘드는 存在입니다。 그러나 이처럼 어려운 病이 아닐지라도 世上엔 어떠한 大病院에 가서도 診斷을 내릴 수 없어서 治療할 수 없는 病者도 있읍니다。 이것은 現代醫學은 病名을 알 수 없으면 治療法을 定할 수 없는 까닭입니다。 그러나 實은 病名을 붙일 수 없는 病者의 數가 결코 적은 것이 아닙니다。

昨年 여름、이런 일이 있었읍니다。 二十七歲의 銀行員이 勤務處 銀行의 冷房에서 自然히 手足이 아프기 시작하여 그것이 점점 痲痺가 되어서 움직일 수 없게 되었읍니다。 病者는 大驚하여 어느 有名한 大學病院에 入院하고 여러 가지 檢査를 받았읍니다。 그러나 그의 病因을 찾지 못했읍니다。 내가 病者의 母親으로부터 처음 相談을 받았을 때 이 病者는 漢方醫學에서 癌이란 病에 걸렸을 거라고 生覺이되었으나 入院하여 檢査를 받아보도록 勸하면서 「或

時原因을 찾지 못해서 最後로 神經科로 돌려질지 모르겠어요。」라고 말했읍니다。 生覺데로 어느 날, 그 病者는 낯서른 先生앞으로 불리어 家庭環境, 職場의 狀態 등에 對해서 質問을 받고 그 뒤에 異常한 그림을 여러 장 보여 주면서 여러 가지 調査를 받았다고 합니다。 듣건데 이 檢査는 「롤샤하태스트」라 하는 一種의 性格 檢査法으로서 擔當者는 精神科 醫師라고 합니다。

現代 醫學에선 어떠한 症狀이 나타나도 內臟에 疾病이 認定되지 않을 때, 神經症으로 疑心하는 것이 普通입니다。 이 사람도 病名을 붙일 수가 없었기 때문에 神經症으로 疑心받은 것으로 生覺합니다。 그리고 그곳에서도 診斷을 내리지 못한 채, 얼마동안을 지내다가 手足의 痲痺가 自然治癒되어 退院했다 합니다。

이와 같은 病은 漢方으로 疝이라고 부르는 病으로 冷危에 依하여 發生하는 것입니다。 多分銀行의 冷房에서 發病하여 病院의 冷房아닌 房에서 自然히 治癒되었을 것으로 봅니다。

이 사람은 病이 나았기에 外幸이나 世上엔 現代醫學으로 病名을 붙일 수 없고 따라서 治療方法이 없어 異常體質로서 放任되어 長年間 苦生하는 분이 많읍니다。

이것은 現代醫學이 病名으로서 다루는 次点에서 생기는 것입니다。

症候로서 다루는 漢方, 病者를 治療하는 漢方

現代醫學은 病名으로써 다룬다고 하였읍니다만 漢方醫學은 이와는 全혀 判決法이 다릅니다。 漢方醫學은 病者가 나타내는 모든 疾候를 問題視하는 것입니다。

但 그때의 疾狀은 보는 方法은 漢方 獨特의 것입니다。그 속에는 極히 微妙한 일이 적지 않읍니다。例를 들면、기침할 때 痰의 多少 痰의 性質에 따라서 用藥法이 달라집니다。또한 腹痛이 있을 때 體格이 튼튼하고 筋肉의 緊張이 좋은 분과 여위어 筋肉의 緊張이 나쁜 분과는 亦示 用法이 다릅니다。

이와 같이 漢方醫學은 症狀이나 體質의 相違에 따라 쓰이는 藥도 相違합니다。말하자면 漢方醫學은 症候로서 決定하는 것입니다。

여기에 이와 같은 일이 생깁니다。「神經痛엔 漢方에서 무엇을 씁니까?」「류마티스」에 잘 듣는 漢方藥이 무엇입니까?」그러나、이와 같은 質問에는 對答하기가 困難합니다。왜냐하면 神經痛「류마티스」라 하는 것은 抽象的인 病名에 不過하고 實地로는 存在하는 것이 아닙니다。存在한다고 하면 그는 그와 같은 病에 苦生하는 病者인 것입니다。

病者가 있으면 疾候가 있읍니다。그렇게 되면 治療法이 決定됩니다。따라서 漢方醫學으로는 病名을 붙이지 治療法이 없다든가 診斷은 내렸으나 治療法이 없다든가 하는 것은 決코 있을 수 없읍니다。

要컨데 現代醫學은 病名을 治療의 對象으로 삼으나 漢方醫學은 病으로 고생하는 病者를 治療의 對象으로 삼는 것입니다。

왜 疾病에 걸리게 되나?

身體의 外部에서 오는 原因

病의 原因은 여러 가지나 누구나 먼저 生覺하는 것은 細菌이나 「바이러스」일 것입니다。現代醫學에선 이 微生物을 病 原因으로 第一 重要視합니다。

그러나 身體의 外部에서 오는 原因이 이것 뿐이 아닙니다。漢方醫學에선 옛날부터 病의 原因에 風寒暑濕이라 하는 것을 生覺하게 합니다。風에 依한 病이란 風을 타고 人體에 들어간다고 생각할 수 있는 것으로 感氣 流感을 비롯한 細菌이나 「바이러스」에 依한 病입니다。

寒은 추위나 冷에 依한 病입니다。凍傷, 寢冷 海水浴에 冷하여 下痢하는 등입니다。

暑라는 病은 여름더위에 쬐여서 이러나는 日射病이나 뜨거운 일터에서 일하다가 생기는 熱射病 등입니다。

濕(濕氣)에 依하여 神經痛「류—마티스」가 생깁니다。

以上은 風寒暑濕에 依하여 이러나는 病의 一例로서 漢方醫學은 그 外의 여러 가지 病이 이와 같은 原因에 依하여 發生한다고 생각하고 있읍니다。그리고 이와 같은 原因을 外因이라 부르고 있읍니다。

이와 같은 經驗이 없읍니까? 몇 사람이 함께 海魚를 먹었는데 그 中 한 사람만이 蕁麻疹이 發生했다든가。或은 家族이 거의 流感에 걸렸는데 平素 健康한 분이 結局 걸리지 않았다는 등 이것은 身體에 弱한 곳이 있는 분은 病에 걸린다는 말입니다。

우리는 隨時 이런 患者를 만납니다。「나는 비타민劑를 많이 먹읍니다。그런데 어찌 脚氣症狀에 걸립니까?」이런 분은 大概 胃下垂症이나 胃아토니ー症이 있는 사람입니다。그렇기 때문에 食物에서 必要한「비타민」을 吸收 못하며「비타민劑」를 아무리 먹어도 體內에 吸收가 안됩니다。이것도 또한 體內의 原因에 依하여 이러나는 病으로서 身體의 養性이 나쁘기 때문입니다。漢方醫學에선 이것을 內因이라 부르고 있읍니다。

그러나 前述한 體外에서 오는 原因에 依하여 發生하는 病도 亦時 體內의 原因과 密接한 關係가 있읍니다。例를 들면 肺結核등의 細菌性 疾患이라 할 지라도 體外에서 細菌이 侵入한 것만으로는 病이 되지 않읍니다。體內에 弱한 곳이 있기 때문에 發病하게 되는 것입니다 暑나 寒에 依한 病도 같아서 病의 原因은 모두 體內에도 있는 것입니다。이 点에 對해서 現代醫學에서도 細菌性 疾患은 細菌의 힘이 身體의 低抗力 보다 强하였을 때 發生한다고 하고 있읍니다。

이 外에 毒虫、毒獸에 依한 害、房事過多의 害 이들을 東洋醫學에서는 不內外因이라 하고 있읍니다。그러나 이 모든 것이 生覺하는 方法에 따라서는 外因도 될 수 있고 몸의 養生이 나쁘다는 点으로 볼 때 內因도 됩니다。

이와 같이 漢方醫學은 病의 原因으로서 特히 內因을 重示하게 됩니다。 要컨대 東洋의 思想으로서는 病에서 몸을 保護함에 있어서 밖에서 오는 原因에 留意하는 同時、恒常 身體를 養生하여 모든 意味에서 安全한 生活을 해 나가야 되는 것입니다。

精神的原因

漢方醫學에서는 人間을 肉體와 精神이 渾然一體가 되어 있는 하나의 有機體로 生覺하고 있읍니다。 그래서 옛날부터 사람이 極甚한 感情의 變化라든가 長久한 精神的 負擔에 依해서 精神的 病이 되고 同時에 肉體的 病이 發生한다고 生覺하고 있읍니다。 조금 前만 해도 이와 같은 이야기를 하면 現代 醫學者들은 可笑롭게 生覺했던 것입니다。 그러나 近來에 와서는 現代醫學에도 精神身體醫學이란 領域이 생겨서 精神的 原因으로서 胃潰瘍이나 高血壓 其他의 病이 나타난다는 것이 事實이라고 認定하게 되었읍니다。

漢方醫學에서는 이러한 点에 對해서 다음과 같이 말하고 있읍니다。

사람을 嫉妬하거나 怒하는 일이 甘하거나 或은 慾求不滿이 있을 때 肝을 傷하게 한다。

非常히 悲觀하거나 근심 걱정하거나 思慮過多등은 心臟、脾臟肺臟을 傷하게 한다。 甚한 驚愕이나 恐怖는 腎臟을 傷하게 합니다。

以上 이와 같은 여러가지 感情의 變化나 精神的 原因이 急하게 熱烈하게 發生하거나 或은 그 度가 크게 甚하지 않드라도 사람이 長期間 이와 같은 精神狀態에 놓일 때에도 亦是 病이 發生한다고 보는 것입니다。

그러나 이때의 肝心脾肺腎이란 漢方醫學의 五臟이라고 부르는 것인데 이것은 하나의 概念으로서 現代의 肝臟이나 心臟을 指摘하는 것은 아닙니다。

우리들의 經驗에 依하면 肝을 傷한다고 할 때는 神經症의 心因反應의 形態로나 或種의 肝臟病이 일어 나는 일이 많고 脾를 傷한다고 할 때는 不安神經、症反應性抑査 등의 神經症이나 胃潰瘍、下痢 등의 胃腸病을 이르키는 境遇가 많습니다。

現代醫學으로 治癒되는 病과 안되는 病

發病했을 때 이 病은 어떤 醫師에게 依賴해야 좋을 것인가에 對해서 常識的으로 알아두는 것이 重要합니다。

어떤 境遇일지라도 좋은 醫師에게 依賴한다는 것은 두말할 必要가 없읍니다。 좋은 醫師라고 하는 것은 반드시 社會的 地位, 말하자면 大學이나 大學院의 先生이란 뜻이 아니며 開業醫師라고 할지라도 꼭 盛業을 이루고 있는 醫師가 좋다는 것이 아닙니다。 좋은 醫師란 醫師로서나 人間으로서 훌륭한 사람을 뜻합니다。

다음에는 可能한 限 專門醫師를 찾는 것이 좋읍니다。

그리고 現代醫學은 매우 進步했읍니다。 많은 사람은이 進步된 治療를 받으면 무슨 病이든지 낫는다고 生覺하고 있읍니다。確實히 癌이나 惡性腫瘍이나 이에 類似한 豫後不良의 病이 아닌 以上 大概治癒됩니다。 特히 急性 傳染病이나 外科手術이 可能한 病은 잘 낫읍니다。

그러나 때로는 手術을 한 것을 後悔하게 된다든가 前述한 現代醫學으로 病名을 붙일 수 없는 病이라든가 그 外에도 大스럽지 않는 病들이 이 進步된 現代醫學으로서 낫지 않는 수가 있읍니다。 이와 같이 말하면 事實대로 듣지 않는 분도 많을 것입니다。 그러나 그런 분들도 自身이 한번 慢性病에 걸리고 난 뒤에는 이와 같은 事實을 首肯하게 됩니다。

이런 일이 있었읍니다. 어느 때 한 老婦人이 氣盡脈盡되어 나의 診療室을 찾아 왔읍니다. 그 老人은 六十四歲로서 以前에 感氣에 걸려서 너무 오래로록 낫지 않아 퍽 衰弱해 저 있을 때 그의 따님과 함께 찾아온 일이 있었읍니다. 그의 따님은 當時 頑固한 蕁麻疹으로 長期間 고생했었으나 나에게 漢方治療를 받고 案外로 短期間에 完治되었읍니다. 老婦人은 그때 眞武湯으로 簡單히 完治되어 버렸읍니다. 너무 簡單하게 治療가 되었기 때문에 漢方療法으로서 나앗다고 生覺하지 못하여 漢方醫學의 고마움을 느껴보지 못했다는 것입니다.

今般 두번째 찾아와서 이야기 하기로 約 二個月 前부터 腹部 脹痛하여 밥을 먹지 못해서 여기 저기 病院에서 治療받았으나 조금도 好轉되지 않고 점점 몸은 여위어 졌다고 합니다. 漢方 先生을 찾아가 보라는 딸의 勸誘도 받았으나 一流病院에 다니면서 注射와 藥으로 治療를 받고 있었기 때문에 漢方先生을 찾아 갈 生覺은 秋毫도 없었다고 합니다. 그래서 病勢는 極度로 惡化되었고 게다가 어제는 시집간 딸까지 와서 漢醫師를 찾아가 보라기에 찾아 왔다 하며 診察을 받으면서도 世上의 모든 일이 反對로 되었는가 生覺했다 합니다. 胃下垂로 判明했읍니다. 藥은 人參湯과 大建中湯의 合方을 주었읍니다. 그러자 一週間 後에는 놀랄만큼 氣運이 좋아졌읍니다. 그래서 老婦人의 말씀이 이렇게 될 줄 알았으면 좀 빨리 이곳에 왔드라면 좋았었다고 합니다. 나는 이 말을 듣고 웃음이 났읍니다. 그 後 이 老婦人에는 頭痛時에 半夏白求天麻湯을 肩痛時에는 十味挫散을 주어서 約 二個月 後엔 퍽 肥大해 져서 完全回復했읍니다.

그런데 이와 같은 분이 그 數가 결코 적은 것이 아닙니다. 世上에 뛰어난 有名한 醫師들도 學校를 卒業한 當時는 이 世上엔 낫지 않는 病이란 있을 수 없다고 生覺했읍니다. 그려나 오래동안 數 많은 患者들을 接해서 經驗을 쌓아 가면서 「이 世上은 왜 이렇게 낫지 않는 病이 많은가?」하고 느끼게 됩니다.

現代醫學으로서도 고치지 못하는 病이나 고치기 힘드는 病이 癌이나 白血病, 進行性의 脊髓疾患 등의 豫後不良한 病일 뿐 아닙니다. 前記의 例話로도 알 수가 있듯이 世上에 흔한 簡單한 病에 案外 이와 같은 것이 많읍니다. 여기에 몇 가지 例를 드리겠읍니다.

前例의 胃下垂症이나 胃아토니―症은 體質的인 病으로서 現代醫學이 第一 손대기 힘드는 일입니다. 그렇기 때문에 積極的인 治療法이란 全혀 없읍니다. 不得已한 境遇엔 胃를 끊어 縮少한다든가 위로 끌어 올리든가 합니다만 그것으로 胃의 緊張이 回復되는 것이 아닙니다.

나의 親友인 어느 醫師는 內臟下垂(胃와 腸이 모두下垂)로 한때 慢性의 下痢에 걸려 무슨 짓을 다 해도 낫지 않기에 最後로 素人이 勸하는 玄草를 달여 먹고 完治되었다 하면서 웃는 것을 봤읍니다. 玄草는 民間藥으로서 漢方藥은 아닙니다.(漢方藥은 民間藥보다 모두 効果가 높읍니다) 民間藥으로서 낫는 下痢라 할지라도 近代醫學으로 낫지 않는 것이 있읍니다.

膽囊結石은 開腹手術을 해서 膽囊을 摘出하면 一般的으로 낫읍니다. 그러나 그 中에는 手術을 해서 膽囊이 없는 데도 不拘하고 똑같은 腹痛發作이 생기는 것이 있읍니다. 이것은 手術로서 結石이 생기기 쉬운 體質이 고쳐지지 않기 때문에 膽囊이 없어도 肝臟속의 細膽管에 돌이 생기면 같은 腹痛이 發作하게 됩니다. 그와 같이 腎臟結石에도 똑같은 事實을 찾을 수 있읍니다.

慢性腎臟炎은 一生동안 尿中의 蛋白이 없어지지 않읍니다。그리고 자칫하면 惡化하기 쉽읍니다。같은 腎臟炎의「네프로—제」는 亦是 힘드는 病으로서 假令 낫는것 같으면서도 再發하기 쉬운 것입니다。

癲癎도 平生토록 鎭靜劑를 服用해야 합니다。그러나 鎭靜劑속에는「아래비아졀」과 같이 副作用이 있는 것도 있어서 언제나 醫師의 指導下에 服用하지 않으면 안됩니다。

糖尿病도 亦是 거의 不治의 病으로서 一生食事에 注意를 기울여야 합니다。

이 外에도「바세도우病」前立腺肥大、不任症、血道 等等 곧 生命에 關係되는 病은 아니라해도 거의 不治에 가까운 病이 적지 않읍니다。또한 不治라고 할 程度는 아닐지라도 매우 고치기 힘드는 病이 있읍니다。例를 들면 胃酸過多症、胃十二指腸潰瘍、慢性腹膜炎、高血壓症 氣管枝喘息、常習便秘、貧血、神經症 등등 그 數는 헤아릴 수 없을 程度입니다。

一言而蔽之하고 慢性病은 現代醫學으론 낫지 않는다든가 낫기 힘든다고 해도 크게 지나친 말은 아닌 줄 生覺합니다。이와 같은 말을 들으면 그것은 당신이 例外만을 들어서 現代醫學의 弱点이라고 말하고 있다」라고 말하실 분이 있을지도 모르겠읍니다。萬一 그렇다면 그 例가 너무도 많고 그 例外에 該當한 분들에 對해서 現代醫學이 모른척 하고 外面하고 있는 結果가 됩니다。

漢方醫學으로서 治癒되는 疾病

前項에서 現代醫學은 매우 進步한 面이 있는 反面에 平凡한 病이 意外로 낫지 않는다는 点을 말씀드렸읍니다. 그렇다면 그러한 病을 고치는 方法은 없는 것입니까? 있읍니다. 그것이 漢方醫學입니다.

本書에는 主로 그와 같은 病에 對한 漢方治療法을 말씀 드리고저 합니다. 그 外에도 手術이란 酷毒한 方法이 아니라도 낫는 病이나 手術을 할 수 없는 사람의 治療法에 對해서도 記錄하려고 합니다. 또한 現代醫學과 漢方醫學이 病에 對한 態度가 다르기 때문에 現代醫學으로는 病으로 認定치 않으면서도 여러 가지 苦痛이 생기는 病者에 對해서도 一考할 作定입니다.

그런데 世上에는 「漢方藥은 長期服用을 안하면 낫지 않는다.」「漢方은 慢性病에는 좋으나 急性病에는 効果가 없을 것이다.」등의 이야기를 하는 분이 있읍니다. 그러나 이 말은 半은 맞았으나 半은 틀렸읍니다. 漢方醫學의 原典에 傷寒論이란 책이 있읍니다. 이책은 急性의 熱病을 治療하는 方法이 쓰여져 있으며 옛날에는 急性病도 모두 그것에 依하여 고쳤읍니다.

또 慢性病은 大概 相當한 期間을 治療해야 합니다. 이것은 發病해서 漢方療法을 始作할 때까지의 期間이 길수록 治療하는 期間도 自然 長期를 要하게 되는 傾向이 있읍니다。 때로는 오래된 病도 거짓말같이 낫는 것을 隨時經驗하고 있읍니다。

이와 같이 漢方醫學이 誤解를 받고 있는것도 相當한 理由가 없지는 않읍니다。

그것은 急性病은 普通 現代醫學의 治療로서 쉽게 낫는 境遇가 많고 漢方 治療를 받으려오는 분은 오래동안 여러가지 治療를 받아도 낫지 않는 難病痼疾이 많기 때문입니다。 처음으로 漢方治療를 願하는 분들은 그러한 분들이 最後의 希望을 걸고 찾게되는 境遇가 많읍니다

그래서 漢方醫師는 慢性의 難病만을 取扱하게 됩니다。 그렇지만 漢方醫學이란 現代醫學으로서 고치기 힘드는 病에 가장 適合하기 때문에 難治病者만을 取扱하게 되는 것이 當然한 일이며 우리들도 亦是 이와 같은 難病을 治療 하는데 對해서 기쁨과 보람을 느끼게 됩니다。

漢方療法의 法則

漢方藥은 덮어놓고 服用해서 되는 것이 아니라 어떤 一定한 法則에 따라서 治療를 行합니다。여기에서 가장 重要한 点에 對하여 簡單히 말씀 하겠읍니다。漢方治療上 가장 重要한 点은 病者個人에 對한 體質上의 個人差를 判定하는 일입니다。漢方에서는 이것을 陰陽虛實이란 말로서 區別하고 있읍니다。

實證의 사람은 體力 活力이 充實한 사람이며 全身의 骨格이 튼튼하고 筋肉의 緊張이 좋고 脉에도 腹部에도 힘이 좋은 사람입니다。

虛證의 사람은 體力、活力이 空虛한 사람이며 疲勞하기 쉽고 氣運이 없으며 筋肉의 緊張이 풀려서 물렁쌀이 졌거나 한분입니다。脉도 弱하고 腹部에도 軟弱하여 힘이 없는 사람입니다。

陽證의 사람은 몸이 더우며 추위를 타지 않고 活動的이며 顏色이 붉으스럼하고 氣分도 明朗하며 外向性의 사람에게 많읍니다。

陰證의 사람은 冷症이며 추위를 잘타고 顏色도 蒼白하고 活力이 不足한 사람입니다。또 陰陽虛實은 絕對的인 것이 아니고 各其 程度의 差에 따라서 段階的으로 區分하고 있읍니다。漢方의 處方은 모두 이 段階의 어느한 段階에 相當하고 있는 것입니다。그러기 때문에 漢方

의 處方은 病者의 陰陽虛實의 程度에 가장 합당한 것을 選擇해야 됩니다。 漢方醫學이 診斷이란 陰陽虛實을 判定하는 일이며 이것을 알기 위해서는 漢方醫學的인 診察을 해야 되는 것입니다。 陰陽虛實에 依한 治療法을 簡單히 말씀드리면 實證의 사람에는 强한 下劑나 發汗劑등을 使用할 수 있으나 虛證의 사람에게는 强한 藥을 쓰지 못하고 作用의 緩和한 體力을 補할 수 있는 藥을 쓰지 않으면 안됩니다。 또 陰證의 사람에는 附子가 든 處方을 써서 몸을 溫化하는 治療를 합니다만 陽證의 사람에겐 附子劑를 쓸수 없고 熱을 없에는 藥을 쓰면서 治療합니다。

漢方藥의 服用法

漢方藥에는 煎藥、丸藥、散藥 外用의 軟膏劑 등、여러 가지 劑型의 藥이 있으나 그 中에 가장 많이 쓰이는 것은 煎藥입니다。煎藥은 自宅에서 煎하여 服用하는데 煎하는 솜씨에 따라 藥의 効果도 달라집니다。

普通의 煎法

一日分의 藥을 그릇에 넣어 물 六百CC(約 三合)을 加하여 弱한 불에 얹어 차츰 熱을 더하여 넘치지 않겠금 끓여서 四〇分 乃至 五〇分 程度에 半量쯤 特別한 境遇엔 三分의 一이 되도록 끓인다。물이 끓기 시작하면 그릇뚜껑을 除去한 채로 두면 넘치지 않는다。물이 規定量에 줄면 뜨거울 때 짠다。

注　意

① 藥은 풀어서 물에 넣는 것이 좋다。布袋등에 넣어서 맑이면 좋지 않다。藥은 물 속에서 自由로히 流動될 때 藥의 成分이 잘 빠지기 때문입니다。

② 水量은 可及的 多量이 좋으나 너무 많으면 規定量까지 要하는 時間이 길어서 오히려 有効成分이 熱때문에 變化 或은 揮發해 버리는 수도 있읍니다。

③ **煎器**는 鐵以外의 것을 씁니다。土器가 第一 좋으나 깨여지기 쉽기 때문에 代用으로「아루미」「알마이트」「놋」「구리」등의 그릇을 씁니다。

④ **煎出液**은 우물물이나 水道물이 좋으나 淸淨한 물을 씁니다。처음부터 湯水를 쓰는 것이 좋지 않읍니다。차츰 더워 지도록해서 끓이는 것이 좋읍니다。

⑤ **찌꺼기**는 完全히 끓인 뒤에 곧짭니다。그릇에 오래 넣어두면 울어난 成分이 다시 숨어버리는 수도 있읍니다。

特別한 煎法

一部分의 藥을 나중에 넣어서 녹히는 境遇。**大建中湯**이나 小建中湯 등을 끓일땐 大部分의 藥을 煎하고 다된 藥液에 곧 膠飴를 넣어서 한번 더 불에 얹어 二·三分 두었다가 膠飴가 녹으면 내리게 됩니다。

猪苓湯이나 **芎歸膠艾湯** 등은 앞의 것과 같이 阿膠는 뒤에 넣어서 녹입니다。이 때는 처음부터 阿膠를 加해서 普通으로 煎해도 別支障이 없읍니다。

原法 그대로의 煎法

傷寒論이란 原典엔 特別한 方法으로 煎하는 藥이 몇가지 있읍니다。**大柴胡湯**이나 **小柴胡湯**은 처음에 八百CC(約四合)의 물을 加하여 四百CC(約二合)로 煎하고 찌꺼기를 짠 後 한번 더 불에 얹어서 三百CC(約一·五合)으로 물을 끓입니다。이렇게 하면 柴胡의 味가 順해져서 마시기도 좋게 됩니다。葛根湯이나 麻黃湯은 처음 葛根麻黃에 물 八百CC를 加하여

煎해서 六百CC로 하고 찌꺼기를 짜서 여기에 他藥材를 넣어 再煎하여 三百CC로 하여 다시 찌꺼기를 짜서 마신다。이 外의 藥方에도 이와 같이 二回 乃至 三回 煎하는 것이 있읍니다。그러나 이들의 藥方도 普通과 같이 煎하여 服用해도 藥効에는 何等의 差異가 없기 때문에 우리들은 特殊한 境遇를 除外하고는 略式으로 단번에 끓여서 마시도록하고 있읍니다。

煎藥의 保存

煎藥은 每日 煎해서 그날 中으로 마시는 것을 原則으로 하고 있읍니다。그러나 秋冬春의 季節엔 前日 煎한 것을 翌日 마셔도 支障이 없읍니다。萬一 旅行할때 携帶하고저 할 時는 「安息香酸나토륨」을 ○·一%의 率로 加하면 數日間保存할 수 있읍니다。煎한 藥은 容器에 넣어서 서늘한 場所에 保存합니다。夏季에는 冷藏庫에 넣든지 通風이 좋은 그늘에 두지 않으면 酸敗해서 버리게 됩니다。

漢藥의 保存

調劑한 아직 煎하지 않는 漢藥의 保存에는 可能한限 乾燥 한 場所에 두십시오。紙袋에 넣어서 通風이 좋은 天井에 달아 놓든지 「시리카—겔」 등의 乾燥劑를 넣은 「깡통」에 封入해서 두면 좋읍니다。萬一 곰팡이가 피면 天日에 乾燥시켜 비벼서 除去합니다。곰팡이가 피어도 害는 없으며 効果에도 큰 變化가 없읍니다만 한번 생긴 것은 一層 곰팡이가 피기 쉬우니 速히 끓여 마셔 버리는 것이 좋겠읍니다。

虫이 붙은 것은 輕한 것은 問題가 되지 않지만 虫의 보금자리같이 엉킨 것은 効果가 없읍니다。

어린이들 藥의 煎法

어린이 藥은 大人의 三分의 一 乃至 三分의 二를 씁니다。따라서 水量도 적게 합니다。水量이 적으면 타버리기 쉬우니 火力을 되도록 弱하게 해서 注意깊게 살펴야 됩니다。時間은 十五分 乃至 三十分쯤 煎해야 합니다。

普通의 服用法

煎藥 一日分을 三回로 나누어 一日量 一百CC(約五勺) 食間의 空服時에 마시는 것이 普通입니다。胃腸內에 飮食物이 없을 때 가장 藥의 吸收가 좋을 것으로 生覺되기 때문입니다。食事를 할 수 없는 病者는 大概食間에 該當되는 時間에 마시면 됩니다。晝間 出勤에서 自宅에 있지 않는 분은 朝晩의 二回에 空服時를 選擇해서 마시면 좋습니다。勤務를 하고 있는 程度의 病人이 바빠서 服藥을 잊었을 時는 食前 十分前이나 食後 조금 지나서 마셔도 좋습니다。

兼用藥의 服用法

丸藥이나 散藥을 兼用할 때는 煎藥을 食間에 마시고 丸藥이나 散藥을 食前 十五分 乃至 二十分쯤 해서 마시면 좋겠읍니다。萬一 이것이 구차하면 煎藥을 마시고 十分쯤 후에 丸藥이나 散藥을 마시면 좋으리라 生覺됩니다。

傷寒論이란 古典에는 熱病의 初期에 쓰이는 桂枝湯이란 藥의 服用法에 對해서 쓰여져 있읍니다。 그것에 依하면 桂枝湯을 마셔서 多少나마 汗氣가 있으면 좋으나、萬一 汗氣가 없으면 조금 지난뒤 다시 한번 마시고 그래도 汗氣가 없으면 다시 時間을 縮少해서 한번 더 마시며 半日 동안에 三回 마시면 좋다。 萬一 病이 重할때 晝夜의 區別함이 없이 數回服用시켜서 觀察한다。 이렇게 해서 一劑(一日分)을 마셔도 症狀이 남아 있는 者는 다시 마시고 그것으로도 汗氣가 없을땐 二、三劑(二~三日分) 마시는 것이 좋다고 쓰여져 있읍니다。

우리들의 經驗에 依하면 이와 같은 服用法은 桂枝湯에 限한 것이 아닙니다。 一例를 들면 매우 甚한 熱이 나서 麻黃湯이나 葛根湯을 마실때 晝間은 물론、밤중에 일어나서도 藥을 마시고 하루에도 二日分 程度 服用하는 것이 速히 熱이 내릴 때가 있읍니다。

(注意) 그렇다고 速効를 얻고자 하여 一日分의 藥을 一回에 마시든지 여러回 나누어 마실 藥을 한꺼번에 마셔 버리든지 하는 것은 좋지 않읍니다。 藥은 强한 反應이 일어날 때가 있읍니다。 또 一日 一回의 服用으로서는 一日 동안의 藥効가 떨어지는 期間이 기려서 治療結果도 좋지 않읍니다。 漢藥은 緩和한 持續的인 藥効를 長期間 身體에 주도록 마시는 것이 좋읍니다。 重病으로서 一回분을 마실 수 없을 때、그 量을 減해서 數回 나누어서 마시는 것이 좋겠읍니다。 萬一 그것조차 苦痛스런 虛弱者에게는 藥을 煎할때 一日分을 二百CC 程度로 濃縮하는 것도 하나의 方法입니다。 그렇게 하면 一回量의 煎藥의 量이 적어지게 됩니다。

煎藥의 服用溫度

煎藥은 溫服하는 것이 普通입니다. 特히 熱이 있을때, 冷하여 下痢나 腹痛을 이르켰을 때는 꼭 溫服해야 합니다.

(冷服할 境遇) 그러나 嘔氣나 嘔吐를 止하게 할 땐 少量씩 冷服하는 것이 좋고 또 身體上部의 出血을 防止코저 黃連解毒湯등을 服用할 땐 반드시 冷服해야 합니다. 이와 같은 때에 溫服하면 도리혀 甚한 出血을 보게 될 때가 있읍니다. 또 藥이 씨워서(苦) 마시기가 어려울 때 冷服하면 잘 넘어 갈 때가 있읍니다.

漢方藥을 服用한 뒤의 變化

漢方藥을 어느 程度 服用하면 効果가 있느냐 하고 질문하는 분이 많읍니다。 그것은 다음과 같은 여러 가지 條件에 따라서 差異가 생기기 때문에 한마디로 答하기 困難합니다。 急性病인 때는 單 한貼으로서 낫는 수가 있읍니다。 그러나 慢性病으로서 體質의 改善이 必要할 境遇는 二、三年 服藥을 繼續할 覺悟가 必要합니다。 그렇다고 해서 그동안을 같은 藥을 언제나 繼續해서 服用하는 것이 아니고 時時 診察해서 그 症狀의 變化에 따라서 處方을 바꿀 必要가 있읍니다。 흔히 漢藥房에서 調劑한 藥이 처음엔 効果가 있었는데 症狀이 다시 變한 後로는 全然 効果가 없어졌으니 漢方藥도 化學藥品과 같이 長期間 服用하면 効果가 없어지게 되느냐고 묻는 분이 있읍니다 。그 原因은 症狀이 變化했는데도 그것에 合當한 處方으로 變更시키지 않았기 때문이며 藥의 用法이 나쁜 것입니다。

그렇다면 어느 程度 服用한 後、症狀의 變化가 나타나느냐 하면 一定치 않읍니다。 急性病時는 一、二日로서 變化할 때가 많고 慢性 病時는 數個月 같은 藥을 繼續 服用해서 비로서 症狀이 좋아질 때가 있읍니다。 病狀이 變化해서 處方을 變更해야 할 때 變更시키지 않고 服用하고 있으면 効果가 없을 뿐 아니라 때로는 오히려 惡化되는 수도 있읍니다。 또한 自身의 氣分은 좋아졌는데도 醫師의 診斷을 받아보면 아직 完快되어 있지않을 때가 있읍니다。 그럴때에 自身이 좋다고 生覺하여 服藥을 中止하게 되면 病이 다시 惡化되는 수가 있읍니다。藥이 몸에 合當하면 여러 가지 症狀이 가벼워지는 것은 當然하지만 하나의 症狀은 좋아졌으나 他의 症狀은 좋아지지 않을때가 있읍니다。 그런때는 지금까지의 藥을 繼續마시느냐 處方을 變更하느냐 하는 問題는 그때의 몸의 狀態에 依해서 決定합니다。 또한 別다른 特別한 變化는 없는것 같으나 어딘가 氣分이 좋아졌다고 하는 분이 있읍니다。 이와 같이 「웬지 氣分이 좋다。」고 할때는 大槪 그 處方이 몸에 合當하고 있기 때문이니 多少 服用을 繼續합니다。 그러는 동안에 効果가 나타나게 됩니다。

漢方藥服用時와 服用後의 注意

그러나 藥을 마셨기 때문에 이 때 까지 없었든 症狀이 나타날 때 가있읍니다。例를 들면 胃下垂症으로 食慾이 없는 분이 六君子湯을 服用한 즉 食慾은 나아졌으나 下痢가 생긴 일이 있읍니다。六君子湯은 下劑가 아니기 때문에 普通은 下痢가 생기지 않읍니다。그러나 이와 같이 下痢가 생긴 境遇엔 病이 좋아지는 前兆로서 下痢가 생기는 境遇와 藥이 合當치 않아서 下痢하는 境遇가 있읍니다。萬一 病이 좋아지는 前兆인 때는 一、二日 後면 自然 끊어지고 그 뒤는 快調해 집니다。漢方에서는 이와 같은 症狀을 瞑眩이라고 부릅니다 그러나 藥이 몸에 合當치 않을 땐 不快感이 繼續하며 下痢도 끊지지 않읍니다。이런 때는 處方을 變更할 必要가 있읍니다。瞑眩의 例에는 嘔吐가 끊어질 生姜瀉心湯을 마셔서 突然甚한 嘔吐가 생기여 多量의 물을 吐한後 長年의 胃病이 그대로 治癒되기도 하며 下劑가 아닌 十味敗毒散을 마셔서 下痢를 이르켜 그 後 甚했든 蕁麻疹이 瞬息間에 사라져 버린 일이 있읍니다。

瞑眩을 안나게 하기 爲해서는 藥을 少量씩 쓰면서 차차로 增量하는 것이 要領의 하나입니다。漢方藥은 몸과 症狀에 잘 合當하면 少量의 藥이라도 効果가 있읍니다。

(**副作用**)「漢方藥은 副作用이 없기 때문에 얼마든지 마셔도 相關없다。」라고 말하는 분이 있읍니다。確實히 그렇읍니다만 이 말의 裏面엔「藥方藥은 作用이 弱하기 때문에 덮어 놓고

마구 마셔도 効果도 늦으면서 害도 없다」하는 生覺이 內包되어 있는 것 같읍니다。그 生覺은 매우 그릇된 것이며 여기에서 確實히 說明해 두겠읍니다。元來 副作用이란 것은 어떤 藥을 마시게 될때 多少를 不拘하고 누구에게나 반드시 나타나는 不快한 作用을 말합니다。이와 같은 意味의 副作用은 漢藥에겐 絕對없읍니다。그러나 漢藥中에는 用法을 그르치게 하면 急性中毒을 이르키거나 副作用에 類似한 不快한 作用을 나타내는 것이 있읍니다。例를들면 附子(烏頭)란 藥이 있읍니다。이것은 冷證이 있는 漢方의 陰證에 屬한 患者에 올바르게 쓰면 鎭痛、强心、新進代謝促進등의 顯著한 効果를 나타내지만 誤用해서 熱狀을 띈 漢方의 陽證에 屬한 患者에 쓰면 呼吸麻痺를 이르켜 死亡하는 수도 있읍니다。이것은 附子나 烏頭에는「아고니졀」이라 하는「알카로이드」가 包含되어 있기 때문입니다。또한 漢藥에는 여러 가지 特徵이 있읍니다。이것을 모르고 誤用하면 또한 좋지 못한 結果가 생깁니다。例를 들면 地黃、川芎、麻黃 등은 適應症에 쓰면 滋潤、增血、解熱、鎭痛、利尿 등의 効果가 있으나 이것을 胃下垂症이나 胃아또니症이 있는 胃腸虛弱者에 쓸때 食慾不振이나 下痢를 이르킬때가 있읍니다。또 漢方藥은 아무리 長期間마셔도 副作用이 없느냐고 質問하는 사람이 있읍니다。몸에 不當한 藥이면 副作用을 이르키는 수도 있읍니다만 몸의 相態에 相應하는 藥이면 五年이나 十年을 마셔도 副作用은 없읍니다。

(**誤治**) 前述한 바와 如히 藥이 몸에 不合해서 여러가지 나쁜 變化가 생기는 것을 誤治라 합니다。漢方의 治療엔 一定한 法則이 있읍니다。이것을 그르치게 했을 때 誤治가 나타납니다。誤治에 依한 影響은 急性病때는 顯著히 나타나나 慢性病에는 直時에 나타나지 않는때도

있읍니다。誤治를 避한다는 것은 漢方治療를 行하는데 매우 重要하여 여기에서 慢性病의 治療法則과 誤治와의 關係를 簡單히 說明해 두겠읍니다。急性病에 對해서 여기에서는 省略합니다。慢性病에는 病人體力의 程度의 따라서 治療하지 않으면 안됩니다。體力이 充實한 漢方에서 實證에 屬한 者는 承氣湯類、大柴胡湯、防風通聖散 등을 써서 攻擊的인 治療를 行하여 速히 病의 原因을 體外에 排出해서 體質을 變更시킵니다。그러나 體力이 衰弱한 漢方에서 虛證이라 부르는 患者에는 眞武湯、人蔘湯、補中益氣湯 등을 써서 몸을 温하게 하고 體力을 補해서 體力活力을 回復시켜 病을 徐徐히 고치지 않으면 안됩니다。이것을 그르쳐서 虛證의 患者에 攻擊的인 處方을 쓰면 患者는 더욱 體力活力을 消耗해서 마침내는 救할 수 없는 狀態가 됩니다。

數年前에 나는 友人의 醫師로 부터 依賴를 받고 그분의 叔母의 治療를 한 일이 있읍니다。患者는 四十五歲쯤 되는 婦人으로 數個月 前부터 몸이 不平하여 어느 有名한 漢方藥을 販賣하는 사람으로부터 漢方藥을 싸서 服用했는데 왠지 더욱 衰弱해 지기에 最近에 그 醫師의 母校인 어느 大學病院의 婦人科의 敎授에게 가서 診察을 받은 즉 子宮結核의 疑心이 있다고 診斷되었읍니다。내가 볼 때의 患者의 狀態는 매우 衰弱하여 漢方에서는 分明히 虛證으로서 充分히 温補하는 藥을 쓰지 않으면 안 될 狀態였읍니다。그 때 前에 漢方藥을 본즉 나는 놀라지 않을 수가 없었읍니다。거기에는 黃連、黃柏、大黃 등이 들어 있어 이것은 實證의 患者에게 쓰는 攻擊的인 藥이었기 때문입니다。그 藥을 販賣하고 있는 분은 매우 有名하여 門前市를 이룰 程度라 하는데 이 患者에는 이 藥을 마시면 下毒된다고 하면서 數個月間이나 마시게 했다 합니다。 아마 이 漢藥에 依해서 患者의 體力 活力의 數十%가 無意味하게 消耗되었을 것입니다。 그 後 나는 父親에게도 往診을 付託해서 熱心히 患者의 溫補에 힘썼읍니다。 이미 活力이 다해진 患者엔 回復力이 없어 촛불이 꺼지듯이 死亡하고 말았읍니다、

藥以外의 養生法

病을 고치는 것은 藥입니다만 옛부터 첫째 養生、두째 藥이라고 할말치 養生이 重要한 問題입니다。아무리 좋은 藥을 마셔도 不養生하면 病은 낫지 않습니다。여기에서 病을 고치는데 있어 藥 以外에 重要한 養生法을 說明하겠읍니다。

食養生、飮食物에對해서

偏食이 身體에 나쁜 것은 누구나 알고 있읍니다。偏食하는 아이는 身體가 弱化되고 病을 자주 합니다。大人의 偏食도 언젠가 大病을 招來합니다 例를 들면 肉食을 많이 하는 歐美人엔 心臟病이나 糖尿病이 많고 米食을 主로 하는 東洋인엔 胃病이 많다고 했읍니다。

一月 十九日의 朝日新聞에 다음과 같은 記事가 記錄된 것을 보신 분이 있을 것입니다。東洋大學」의 近藤正二名譽敎授는 오래동안 長壽와 食生活의 關係에 對해서 研究하고 있읍니다。한 例話속에 이런 것이 있읍니다。三重縣 度會郡 南島町에는 솥(竈)이란 이름이 붙은 몇個의 部落과 浦란 이름이 붙은 몇個의 部落이 있었읍니다。이 솥 部落은 長壽村으로 有名하고 浦部落은 短名으로 有名하다 합니다。이 浦部落의 住民은 아주 옛날부터 定着하여 漁業에 從事하고 太平洋의 豐富한 海魚를 主食으로 하고 野菜는 먹지 않는다。솥 部落의 住民의

先祖는 싸움에 敗北한 落後者로서 先住民들로부터 海魚를 잡는 것을 許可 받지 못했기 때문에 海濱에 솥을 築造하여 製鹽하여 生活했다. 그러면서 山間의 작은 밭에 고구마, 보리, 大豆, 野菜등을 栽培하며 아울러 바닷가의 海草를 常食으로 하여 멸치와 같은 小魚만을 먹었다. 이 食生活은 現在도 같다고 합니다. 이와 같은 食生活의 相違에 따라서 長壽部落과 短命部落으로서 確實히 區分 되었읍니다. 그리고 이 記事는 다음과 같이 結論하고 있읍니다. 全國 七百 數個處의 農漁村에서 同一하게 長壽와 食生活의 關係를 調査한 近藤教授의 結論은 「短命=米의 大食 偏食은 腦卒中에 依한 早死를 招來한다. 野菜不足으로 海魚의 大食도 早死가 많다. 長壽=健康한 老人이 많는 곳은 野菜를 豊富히 取하고 小魚나 大豆를 常食하며 海草를 먹고 있다고 말하고 있읍니다. 이와 같은 硏究의 結果는 좋은 食物과 나쁜 食物의 別區이 있음을 確實히 가리키는 것이라 生覺합니다. 食物은 이와 같이 病이 아닌 사람에게도 多大한 影響을 주는 것입니다. 하물며 病者에 있어선 食物이 病을 惡化시키거나 病의 治療를 促進시키거나 하는 것은 當然한 일입니다.

좋은 食物과 나쁜 食物

現在의 營營學은 오직 「카로리ㅡ」計算에 依하여 成立합니다. 이것은 正當한 境遇도 있읍니다만 病人食으로선 오히려 不適當한 일도 있읍니다. 그것은 옛 사람들의 食生活의 經驗을 全혀 無視한 말하자면 數學的 計算으로 萬事를 解決하고 있기 때문입니다.

또 民間엔 食養의 專門家란 것이있고 여기에 流派가 있읍니다. 그러나 그 主張하는 點에는 難解한 것。 實行困難한 것도 적지 않읍니다。 그래서 여기서는 諸家의 說이나 우리들 日常의 經驗에서 가장 穩當하고 實行하기 쉬운 것을 말씀 드리고저 합니다。

(主食米) 米는 過食하지 않는 것이 좋습니다。 그것은 쌀만으로 배를 채우지 않는 일입니다。 또 白米는 안먹도록 하고 玄米食을 하는 것이 좋겠읍니다。 元來 쌀은 玄米로 먹는 것이 좋은 것입니다。 玄米에는 脂肪 蛋白質을 비롯하여 많은 營養素가 包含되어 있읍니다。 萬一 不得已한 境遇 白米를 먹을땐 보리쌀(麥)을 混合하는 것이 좋읍니다。 오직 下痢를 하고 있을 때 보리는 도리어 나쁠 때도 있읍니다。

(빵) 빵도 精白한 原料로 만든 純白한 빵보다 燕麥을 넣은 黑빵이나 小麥의 皮조차 넣은 빵이 營營的으로로 優位에 있고 健康에도 좋읍니다。

(蛋白質獸肉) 成長期의 아이들엔 무엇이든지 먹여야 합니다。 牛肉도 豚肉도 먹여야 합니다。 그러나 大人이 너무 肉食하는 것은 좋지 않읍니다。 그 理由는 獸肉은 酸性의 食品이기 때문에 이를 過食하게 되면 「아치도-지스」로 되기 때문이라는 說이 있읍니다。 이 說의 科學的인 評價는 우리들은 아직 알 수 없읍니다마는 經驗的으로 肉食을 偏食하면 좋지 않다는 것은 事實입니다。 特히 病者가 獸肉으로서 蛋白質을 攝取못하는 것은 좋지 않읍니다。

(海魚) 健康人이나 病者나 蛋白質을 攝取하는데는 海魚가 第一입니다。 特히 小魚는 뼈채로 먹을 수 있어 「칼슘」의 多量攝取가 되어 되도록 많이 取하는 것이 좋읍니다。 但 뱀장어 같은 것은 좋지 않읍니다。 또 病者에게는 겉이 푸른고기(青皮魚)도 좋지 않읍니다。 藤平健博士는 眼科와 漢方의 專門家입니다만 그와 같은 海魚나 獸肉을 먹었을 때 好轉되어 가든

眼病이 急作히 惡化되는 일이 자주 생긴다고 發表하고 있읍니다.

(卵) 現代의 營養學에선 卵은 消化도 잘되고 良質의 蛋白質이라고 합니다. 그러나 實際로는 卵은 그다지 좋은 食物이라고 말할 수 없읍니다. 參考的으로 卵을 五·六個 한꺼번에 먹어보면 알 수 있읍니다. 그 때의 氣味의 不良함은 海魚나 獸肉을 過食한 때 보다 比較안 될 程度로 큽니다. 이런 일은 여려분들도 經驗하신 줄 믿읍니다. 이 말은 卵을 少食한다고 해도 長時日 繼續하면 언젠가는 나쁜 影響이 있음을 示唆하는 것입니다. 大豆類나 그의 製品、大豆나 黑豆는 植物性 蛋白質로서 좋은 食物입니다. 따라서 大豆로 原料로한 納豆나 豆腐는 좋은 것입니다.

(脂肪) 脂肪도 亦是 成長期의 아이들에겐 動物性 脂肪이고 무엇이든지간에 攝取해야 합니다. 그러나 成人에겐 植物 性脂肪이 無難합니다. 但 病者에 있어선 脂肪을 取하면 오히려 나쁠 때가 있읍니다. 例를 들면 高血壓이나 胃腸病患者에겐 特히 이 点에 注意해야 합니다.

(野菜) 野菜는 거의 全部가 健康人이나 病者에게 모두 좋은 食物입니다. 野菜는 可能한 限 生菜로 먹는 것이 좋으나 病者에게는 生菜는 좋지 않을 때가 있읍니다. 例를 들면 下痢中에 있는 분은 生菜는 좋지 않을 때도 있읍니다. 또한 病狀에 따라서 좋지 못한 野菜도 있으나 이 細部面에 있어서는 各論의 個個의 病에 對한 說明時에 말씀드리고저 합니다. 健康人이 肉食을 할 때는 同量의 生野菜를 取해야 합니다.

(果實) 一般的으로 果實은 좋은 食物입니다만 病에 따라서는 나쁜 것도 있읍니다. 그 詳細한 点은 個別的으로 後述하도록 하겠읍니다.

(海草) 海草는 어떠한 境遇에도 좋은 食物입니다。

(砂糖類) 砂糖을 많이 使用하는 것은 健康에 좋지 않습니다。아이들에겐 虫齒를 助長할뿐만 아니라 虛弱兒를 만듭니다。病者에겐 될 수 있는 限 砂糖을 쓰지 않는 것이 좋읍니다。

(蜂蜜) 甘味가 먹고 싶을 때는 使用해서 좋은 食物입니다。砂糖代身에 이것을 쓰는 것이 좋겠읍니다。營養素로서도 여러 가지 要素가 含有되어 있읍니다。

(酒) 술은 아득한 옛날엔 唯一한 藥으로 使用한듯 합니다。漢藥中에도 술을 쓰는 處方이 있읍니다。健康人이 適量의 술을 잘 마시면 健康도 增進됩니다。그러나 大酒家는 언젠가는 반드시 大病에 걸리게 됩니다。病에 따라서는 少量의 飮酒가 별다른 影響이 없을때도 있읍니다마는 高血壓、動脈硬化症、胃潰瘍、肝臟病、心臟病、등은 禁酒하여야 됩니다。또한 이들의 病이 술이 原因되어 惹起되는 境遇도 許多합니다。

(煙草) 煙草란 健康이란 点에 限해선 百害無一利한 것입니다。煙草의 効用은 單只 對人關係를 「스므-스」하는 것이나 精神的緊張의 緩和 卽 一種의 「리크래이숀」입니다。따라서 病者는 禁煙하는 것이 좋을 것입니다。

食事間食

食事는 規則바르게 取해야 합니다。規則 바르다는 뜻은 一定한 時間에 一定한 量을 取한다는 뜻입니다。食事의 時間이나 量의 不規則하면 健康人이라 할지라도 病에 걸리기 쉽습니다。食事의 回數에 對해서 二食을 主張하는 사람과 三食을 主張하는 사람이 있읍니다 마는 그것은 各其의 體質과 習慣에 依해서 決定되는 것입니다。 그래서 病에 걸려서 急作스리 二食主義로 變更하는 것은 無理한 일이며 좋지 않습니다。 여태까지의 習慣에 따라서 食事하는 것이 安全합니다。

間食은 않는 것이 좋습니다。 萬一 한꺼번에 必要하는 量의 食事를 取할 수 없을 땐 食事와 食事의 사이에 營養이 좋은 食物을 多少 取하는 便이 좋은 수도 있읍니다。 果實은 食後에 取하는 것이 좋고 이는 大概의 사람들이 平素에 行하고 있어 그대로 하면 좋겠읍니다。 또 菓子는 되도록이면 안먹는것이 좋습니다。 먹고 싶어서 견딜 수 없을 땐 食後에 少量取하는 것이 크게 害가 되지 않습니다。

其外의 養生法

(肉體의 安靜) 病者에 있어서 重要한 일은 安靜입니다。 動物은 傷處를 입든지 病들게 되면 꼼짝하지 않고 누워 있읍니다。 그러면서 自然히 健康이 回復되는 것을 기다립니다。 이것은 뛰어난 本能입니다。 萬物의 靈長이라 하는 人間일지라도 이 点은 본봐야 하겠읍니다 病이들면 可能한 限安靜을 取하는 것이 緊要합니다。 그러나 病의 輕重과 社會生活과의 關聯에 있어 언제나 絶對安靜을 取할 수 없고 그 安全의 程度는 各其의 境遇에 따라서 相違합니다。 그래서 이것을 結核의 安全 度表와 같이 機械的으로 決定할 수는 없읍니다。 그러나 可能한 限 安靜하는 것이 重要합니다。

(精神의 安靜) 動物이 꼼짝하지 않고 누워서 自己의 生命力으로 身體의 異和를 克服하고

저할때 胸中에 오가는 것이 무엇이 겠읍니까? 그것은 말할 것도 없이 그의 本能에 命하는 데도 安靜을 取해서 곧 오고야 말 봄을 기다리는 것입니다。 그것은 冬眠을 하는 것과 같이 全혀 無我의 地境일 것입니다。 怨恨도 슬픔도 기쁨도 없읍니다。 그것이야말로 養生의 要訣입니다。 安靜엔 身體의 安靜과 精神의 安靜이 함께 必要합니다。

漢方醫學에서는 옛적부터 怨恨이나 嫉妬、怒心、憂鬱 등을 오래동안 품고있든지 견딜 수 없는 慾望을 언제나 가지고 있든지 슬픔、근심、걱정의 情이 强烈하든지 하면 여러 가지 病에 걸린다고 生覺하고 그와 같은 感情이나 精神의 不安全 등의 緊長에 依하여 病이 發生한다는 事實이 各種의 醫書에 쓰여져 있읍니다。

現代醫學上엔 極히 最近에 와서 精神的인 原因에 依하여 身體上의 疾病이 發生한다는 것을 알게 되었읍니다。 이와 같은 病을 研究하는 精神身體醫學이란 部門이 생기었읍니다。 健康한 몸일지라도 精神의 不安全이나 異常한 緊張에 依해서 病이 되는 것입니다。 하물며 病中에 있어서 精神的 安靜이 없으면 그 病은 낫기 힘드는 것도 當然한 일입니다。

精神定靜이 無我地境이 되는 것이 第一 重要합니다。 失數道明博士의 報告에 依하면 어느 代議士가 胃癌에 걸렸을 때、一切의 世上事를 잊어버리고 悠悠自適한 生活을 보냈는데 年後엔 不可思議하게도 그 難病을 克服할 수 있었다는 事實입니다。 또 내 自身의 이야기입니다만 幼少할때 無後七年이란 오랜 歲月을 重病에 시달렸읍니다。 多幸히 어렸을때었기에 不安도 焦躁도 없이 언제나 無心한 境地였읍니다。 그 동안에는 醫師로부터 죽음의 宣告를 받은 일이 한두 번이 아니었읍니다。 마침내 重病을 克服하게 된 것도 每日을 無心한 心地로 消

日한데 있다고 生覺하고 있읍니다。 兩親의 看護나 漢方의 治癒에 依해서 病이 治癒된 것은 勿論이지만 慾望이나 苦悶이 많은 大人이 였든들 或 낫지 않았을 지도 모릅니다。 우리들은 深遠한 禪의 哲理같은 것은 모르겠으되 옛날 名醫가 쓴 册을 읽어보고 우리들의 經驗과를 綜合하여 볼 때 病의 養生上 極히 重要한 点은 여기에 있다고 生覺합니다。

(感謝와 無欲) 患者 가운데는 醫師의 얼굴만 보이면 나쁜 点을 羅列하고 조금이라도 좋아진 点을 말하지 않는 사람이 있읍니다。 그런 사람에게는 「가루대」에 쓰여진 最初의 症狀을 一一히 들어서 물어보면 좋아진 点도 있는데도 不拘하고 本人自身은 스스로 말하지 않읍니다。 그것은 마치 醫師에 보여서 나쁜데만을 全部 이야기 않으면 損害를 보는듯이 生覺하는 것 같읍니다。 그러한 사람은 病의 治癒도 實地로 좋지 않습니다。 多少 好轉되어도 好轉된 것을 自覺하지 못하고 오직 낫고 싶다는 慾心만 꽉 차 있기 때문입니다。 그래서 恒常 慾求不滿을 일으키고 心身의 均衡、自律神經의 「바란스」를 自身손으로 崩潰시키고 病으로 逆行하고 있읍니다。 이와 反對로 언제나 「德分으로 多少 좋아졌읍니다」고 感謝의 뜻을 表하는 患者도 있읍니다。 때로는 診察해서 조금도 나은 点이 보이지 않을때도 있읍니다。 그러나 이런 분은 오히려 病의 治癒도 빠릅니다。 또한 不幸히도 不治의 病에 걸려 있어도 平安한 生涯를 마칠 수가 있읍니다。

前者와 後者의 相違点은 事物에 對한 感謝의 念의 有無에 있읍니다。 이 말은 宗敎家만이 하는 말은 아닙니다。 옛날의 名醫 和田東郭도 말하고 있듯이 感謝의 念이 없는 사람은 病에 걸리기 쉽고 또 한번 걸린 以上 治癒하기도 힘든 것입니다。

(家庭의 平和) 相見三郞博士는 漢方醫學과 精神療法의 熱誠있는 硏究家로서 隨時로 놀랄만한 治驗을 올리고 있읍니다。 博士가 發表한 硏究에 다음과 같은 實例가 있읍니다。「어느 젊은 婦人이 頑固한 便秘 때문에 苦生하고 있었읍니다。 現代 醫學의 內科的 治療로서는 秋毫도 効果가 없어 漢方治療를 받으려 왔읍니다。 그래서 여러 가지의 漢方處方을 使用했으나 別다른 効果를 얻지 못했읍니다。 그래서 詳細히 家庭環境까지 물어 봤읍니다。 그런즉 姑婦의 사이가 不和하여 한 집에서 살면서 每事에 意見衝突하고 있음이 밝혀졌읍니다。 그래서 博士는 그의 집에 가서 姑와 婦에게 義좋게 지내도록 熱心히 說得하고 和解시켰읍니다。 그리자 그렇게도 頑固하였든 며느리의 便秘가 거짓말 같이 治療되었다고 합니다。 또 이러한 實例도 있읍니다。 어느 少年이 발광發作이 頻繁하여 重態였읍니다。 小柴胡湯과 桂枝加芍藥湯의 合方을 投與하여 어느 程度 좋아지기는 했으나 全快하지 않았읍니다。 여러 가지 問議해 본 즉 兩親이 別居 生活을 하고 있는 事實을 알게 되었읍니다。 거기서 博士는 兩親을 說得시켜 사이좋게 同居하도록 勸했읍니다。 그 後 家族이 和睦해지자 少年의 발광發作은 漢藥을 쓰지 안아도 全然 發作하지 않게 되었다고 합니다。 이와 같이 家庭不和에 依해서 病이 發生할 程度입니다。 病을 養生함에 있어서 家庭의 不和가 나쁜 影響을 가지고 온다는 事實을 理解하실 줄 믿습니다。 著者의 境遇에도 家庭 內에 風波가 있었드라면 無心히 療養生活을 繼續하지 못했을 것입니다。

漢方藥의 常識

民間藥과 漢方藥

이와 같은 이야기를 하는 사람이 있읍니다. 「漢方은 참좋읍니다. 나도 決明草를 煎服하고 있읍니다.」「漢方이 잘들어요. 아이가 腎臟炎에 걸렸을때 옥수수 수염을 煎服시켰드니 完快됐어요.」등의 이야기 입니다. 이런 분들은 漢方醫師에 好意를 배풀기 위해서 그렇게 말하고 있겠지만 우리들은 그 말에 눈이 캄캄해 집니다. 그분들이 漢方藥이라고 生覺하고 있는 決明草、玄草、옥수수 수염 등은 實은 漢方藥이 아닙니다. 이것은 民間藥입니다.

漢方藥도 옛날에는 民間藥으로서 發達되었기 때문에 이것을 區分하기는 힘이 듭니다만 藥의 用法이 全혀 다릅니다. 民間藥은 醫學的 診斷없이 素人의 口傳에 依해서 아무렇게나 使用해도 効果가 있을 때도 있고 誤用했어도 큰 害는 보지 않읍니다. 그러나 漢方藥은 漢方醫學特有의 診斷에 依해서 處方으로서 쓰는 것입니다. 그렇기 때문에 漢方藥은 一味만을 煎服하는 境遇가 드물고 數種의 藥을 合친 處方으로서 使用합니다. 그 効果에 있어서도 民間藥보다 훨신 큽니다.

漢方藥은 數千年동안 많은 名醫가 硏究한 處方임으로 여러 가지 境遇에 많은 効果가 있는 것이 많읍니다. 이들의 處方에는 定하여진 名稱이 있어서 漢方醫學의 책을 펴보면 모두 나와 있읍니다。所謂 家傳의 秘方이라는 것도 뚜껑을 열어 해치면 公開된 處方에 一、二味의 加感을 한데 不過합니다。또 漢方藥은 大部分이 中國産、南方産이지만 民間藥은 모두 그 나라의 山野에 野生하고 있는 것입니다。

漢方藥의 種類와 處方

우리들이 平素에 쓰고 있는 漢方藥은 三百種 程度입니다。特히 重要한 것은 百種程度입니다。그 藥들은 大部分이 植物性이며 極히 一部分이 鑛物性、動物性입니다。植物性의 것은 뿌리와 莖의 部分을 쓰는 것이 많고 그 外에 열매、잎사귀、꽃 등을 쓰는 것도 있읍니다。그러한 藥을 바탕으로 해서 組立한 處方은 매우 많아 그것을 簡單히 해아릴 수 없읍니다。그것은 二千年 前부터의 名醫들의 硏究한 處方을 全部 해아리는 結果가 되기 때문입니다。그들 處方에는 煎藥의 外에 丸藥、散藥의 內服藥과 膏藥濕布藥 등의 外用藥도 있읍니다。또한 이들 處方中엔 應用範圍가 넓은 매우 効力이 좋은 것도 있으며 그다지 쓰이지 않는 것도 있읍니다。그래서 우리들은 이들 處方中에서 約 五十方 程度의 매우 重要한 處方과 그것을 基礎로 해서 두 서너 가지의 藥을 加減한 處方과의 總計 二百方 程度를 常用하고 있읍니다。그리고 漢方處方은 煎藥으로 一般的으로 쓰이나 그것을 丸藥과 兼用할 때도 있읍니다。또 最近에는 漢方의 處方에서 만들려진 애기스散劑나 錠劑도 나와 있어서 煎藥을 쓰지 못할 경우 代用하는 수도 있읍니다。漢方의 處方中엔 二、三種의 藥으로 組立된 簡單한 것도 있고 二十餘種의 藥을 配合한 複雜한 것도 있어 簡單한 處方은 主로 急性症狀의 것에 잘 쓰여질 때가 많고 複雜한 處方은 慢性症狀의 것에 잘 쓰여집니다。또 하나의 處方만으로 쓸 때 單方이라 부르고 二個 以上의 處方을 組合해서 쓰일 때、그것을 合方이라 합니다。이 冊은 處方을 約百種으로 限定해서 되도록 簡單하게 알 수 있도록 하여 素人에게도 便用하기 쉽도록 쓰여져 있읍니다。이것은 數많은 漢方 處方의 一部이며 이것만으로서 어떤 難病이라도 다 낫는 것은 아닙니다。그러나 이것만으로도 잘 應用하면 日常의 病은 大體治療할 수 있다고 生覺합니다。그리고 前述한 바와 같이 漢方處療란 것은 病名으로서 治療가 되는 것은 아니나、누구나 알기 쉽도록 한다는 規地에서 不得已한 事情으로 病名別로 썼읍니다。말하자면 이 冊은 漢方便法의 入門書이기에 그렇게 生覺하시고 一讀있으시기 바랍니다。

漢方藥의 價格

相當 某人으로부터 이러한 相談을 받았읍니다。「오랜 病으로 病院에서 治療를 받고 있는데 효험이 없어 무슨 좋은 漢方藥을 가르쳐 달라」하는 付託입니다。이 사람도 多分히 民間藥과 漢方藥을 混同하고 있었을 것입니다。蕺草나 玄草같은 二、三百원 程度 購入하면 오래동안 먹을 수 있으나 一定한 漢方의 處方으로선 普通 一日分 一、二百원 듭니다。나는 그분에게 이렇게 答했읍니다。「漢方藥은 決코 安價한 것은 아닙니다。그러나 現在 愛用하고 있는 備急藥劑의 「안눌」도 一本에 百원程度 한다 해도 難治의 病이 나으니 좋지 않느냐。그것도 困難이라면 지금처럼 健康保險으로 醫師에게 治療받는 것이 第一廉價입니다。」하고、그러나 한마디로 漢方藥이라 해도 그 값의 高低의 差는 極甚하여 高價의 藥엔 麝香、牛黃、熊膽이 있

고 人參、酸棗仁 등도 비사며 低價인 것엔 枳實、茵蔯。艾葉 등도 있읍니다。 그러나 同名의 漢藥이라도 그 品質의 差에따라 價格이 相違합니다。 또한 產地에 따라 採取의 時期調整法 등에 依해서 品質의 差가 생기며 값에도 差位가 생깁니다。 이와 같은 理由로서 漢方藥엔 高低의 差가 많읍니다만 品質이 이 程度면 되겠다고 生覺되는 材料로서 調劑한다 해도 一日分의 價格이 一、二百원 程度 드는 것이 現在에는 常識이 되어 있읍니다。 그러나 때로는 假者도 있어 專門的으로 使用하고 있는 사람도 자칫하면 속는 수가 있읍니다。

素人療法의 注意와 限界

漢方療法에선 品質의 좋은 藥을 쓰는 것이 첫째 重要합니다。 그러나 素人은 漢方藥의 品質을 區分하기 힘듭니다 그래서 第一 좋은 方法은 信用있는 漢藥房에서 藥을 購入하는 일입니다。 信用할 수 있는 藥房이면 이 冊에 나온 處方은 處方名만 알면 調劑할 수 있읍니다。

다음에 漢方療法의 方法에 對해서 말씀 드리겠읍니다。漢方療法은 確實히 効果가 있어서 어려운 病도 잘 낫습니다。 그러나 漢方療法은 그 病者에 가장 適當한 處方을 쓰지 않으면 効果가 없어 그 處方의 選擇이 누구든지 簡單히 되는 것이 아닙니다。 이책은 初學者에게도 알 수 있는 漢方 療法을 썼읍니다。 이것만 가지고도 難治病이 相當히 잘 나으리라 生覺합니다。 그러나 이것은 漢方療法의 初步이기 때문에 이것만 가지고는 낫지 않는 境遇도 있으리라고 生覺합니다만 그렇다고 해서 漢方이 効果가 없는 것이 아닙니다。 이 冊에 나온 處方만으로라도 熟練한 醫師라면 素人보다는 病이 잘 나을 것입니다。 또 病에 따라서는 이 外도 잘 듣는 處方이 있읍니다만 잘 듣는 處方이라 할지라도 平素에 크게 利用되지 않는 것은 이 冊에서는 取扱하지 않았읍니다。 그래서 漢方으로 낫는 病이면서도 이 冊에 指示하는대로 治療해 봐도 낫지 않는 病者는 漢方專門의 醫師를 찾아가서 治療를 받는것이 좋읍니다。

그리고 내가 漢方專門의 醫師라 한 것은 所謂 漢方醫를 뜻하는 것이며、 普通 醫師가 아닌

特別한 療術者를 말하는 것이 아닙니다。現在 日本에서 醫란 名稱이 붙는 것은 반드시 醫科大學을 卒業해서 醫師 國家試驗에 合格하여 醫師의 免許證을 所持한 사람들입니다。漢方醫란 분도 이와 같는 사람들 中에 特히 漢方醫學을 研究하여 그것을 專門으로해서 診療하고 있는 醫師를 말합니다。醫師가 아니고 무슨 特別한 漢方醫가 있는 것이 아닙니다。

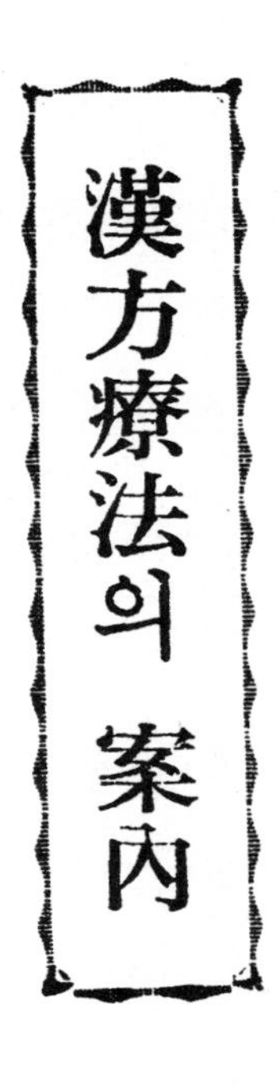
漢方療法의 案內

漢方治療를 받고저 할때

얼마前에 이런일이 있었읍니다。 어느날 내가 出他中에 두 婦人이 무슨 雜誌册을 가지고 訪問했다합니다。 그리고 그 雜誌를 펴보이면서 이「處方이 저에겐 좋으리라 生覺해서 사러왔읍니라」고 말했읍니다。 應對하러나온 妻가「우리는 看板이 나와 있듯이 醫師이기 때문에 診察하지 않고는 藥을 팔 수가 없어요」하고 拒絶했다 합니다。 그러니 그 女人들은「册에는 一日分五十원으로 쓰여있는데 宅에서는 얼마 받습니까」라고 다시 물었읍니다。 妻가「여기에서는 藥價가 大體로 百원입니다」하고 答한즉 그들은 雜誌엔 五十원이 되어 있는데 어찌해서 그처럼價格이 비쌉니까」라고 하드랍니다。 妻는 大略說明하고 두분에게 去來를 付託하고 보내었다고하는데 納得이 갔는지 與否는 알 수 없읍니다。 이와 같은 沒常識한 訪問客에 對한 이야기를하게되는 動機는 그 속에 重大한 일이 包含되어 있기 때문입니다。

그 첫째는 醫院의 看板이 붙어 있는 집에 藥을 購入하러 오는 事實입니다。 病院이나 醫院이 病人에게 藥을주고 藥價를 받는것은 藥을 팔고 있는 것이 아닙니다。 藥을 주는 것은 投藥이라해서 治療의 手段이며 藥價는 말하자면 治療代가 되는 것입니다。 勿論 治療代엔 常識的인 範圍가있읍니다。 그러나 이것을 藥房의 商品값과 比較하는 것은 醫術을 賣買의 對象으로生覺하는 것이 아니겠읍니까?

第二의 問題는「어디의 漢方藥은 얼마이며 또 어디는 얼마이니 어느程度 비싸다」하고 比較

하는 일입니다。 前述한 바와 같이 漢方藥의 規格은 조금도 決定되어 있는것이 아니어서 같은 藥일지라도 産地에 따라 等級에 따라 品質이 全然 다릅니다。 따라서 같은 藥이라도 價格은 相違하며 무슨 湯은 얼마라고 價格을 決定할 수 없읍니다。

第三의 問題는 根本的인 問題입니다。 一般人은 漢方이라면 煎藥을 服用하는 것이다라고 生覺하고 있읍니다만 그 生覺은 誤解입니다。 漢方治療라 한 것은 漢方的인 診斷에 基因해서 服藥을 하는 것이며 漢方的 診斷은 漢方的인 診察을 해서 비로서 決定되는 것입니다。 그 診察은 醫師가 아니면 할수 없는 行爲로서 옳바른 漢方治療를 받을려면 漢方專門醫를 찾아야 되는 것입니다。

漢方專門醫

近來 新聞이나 雜誌등에 자주 漢方의 記事가 나옵니다。 그러면 그 뒤에 어떤 사람들이 우리들의 診療所를 찾읍니다。 滋味있는 일로서 그 사람들에겐 몇가지의 類型이 있읍니다。 事를 보면 곧 電話로서 여러가지 質問하는 사람이나 直接찾아오는 사람들 中엔 興味本位의 사람이 있읍니다。 그런분은 大概 한번 찾고는 治療를 中止해 버립니다。

記事를 보고 조금經過한 後에 찾는 분들은 漢方藥이 直時 効果가 나는 것이아니라 하드라도 藥을 繼續하여 服用하며 病이 完治될 때까지 中止하지 않는분이 많습니다。 이러한분은 長期間病에 辛苦했기 때문에 漢方의 좋은 것을 알고 한갖 決心을 품고 찾아 온 것입니다。 그렇기 때문에 「前日부터 漢方이 좋다고 所聞을 들었읍니다만 漢方專門의 醫師가 어디에 계시는지알 수 없든 次에 數日前 新聞에 漢方의 記事가 나와 있기에 찾아 왔읍니다」라고 말합니다 이와 같은 사람들을 對할때 마다 나는 漢方의 知識이나 漢方專門醫들의 所在를 어떻게 해서라도 世上 사람들에게 알려 주고 싶었읍니다。 그러나 漢方 專門醫라 하드라도 醫師法에 依하여 漢方 專門이란 看板을 내는 것을 禁止되어 있어 普通의 醫師와 다름 없는 看板밖에 낼 수 없읍니다。 또 世上엔 漢方醫라하면 醫師가 아닌 사람이 무슨 特別한 技術이나 있어 營業하고 있는 듯이 生覺하는 분도 있읍니다 마는 그것은 잘못 生覺한 것이며 醫란 名稱이 붙으면 漢方醫라 할지라도 醫師의 免許를 名持하지 않으면 할 수 없는 것입니다。

그렇지만 漢方專門의 醫師는 그 人數가 매우적어 어디에나 흔히 있지 않읍니다。 그래서 本書에도 各地의 漢方專門醫를 紹介하려고 生覺합니다。 그러나 日本全國의 漢方專門醫를 구석 구석까지 調査하여 記載한다는 것은 너무나 大事이며 혼자의 力量으로선 不可能한 일입니다。 오직 日本엔 學術硏究團體로서 文部省의 學協會 名簿에 登記되어 있는 漢方醫學의 硏究團體가 二個있읍니다。 그것은 日本東洋醫學會와 東亞醫學協會입니다。 大概의 漢方醫學의 硏究者는 相互의 硏究成果를 交換하며 自己의 硏究를 增進시키기 위하여 그 中의 어느 一個所의 會에 參加하고 있읍니다。

그래서 本書에서는 日本 東洋醫學會와 東亞醫學協會의 會員中에 漢方을 硏究하고 그것을 臨床에 應用하고 있는 醫師를 記載하고저 합니다。 그 사람들 中에는 漢方專門으로서 醫院을 開業하고 있는분도 있고 또한 大學의 硏究室이나 一般의 病院에 勤務하고 있는 분도 있읍니다。 便宜를 爲해서 勤務醫에는 ○票를 붙여 놓겠읍니다。 그리고 이들 醫師는 모두 全日本漢方醫師連盟에 加入하고 있는 분들도 있읍니다。

漢方專門의 名簿는 漢方硏究家醫師一覽으로해서 卷末에 記錄했읍니다 그中에는 大學의 硏究室이나 各種의 病院保健所등에 勤務하고 自己 診療室이 없는 분도 있아오니 診療나 相談을 依賴하실 땐 미리 書信으로 連絡하여 주십시요。 또 漢方專門醫는 이外에도 있으리라고 生覺합니다만 前述한 理由로서 이 册에 빠진 분도 있을지 모르겠읍니다。

漢方藥의 服用法에 依한 得失

專門醫의 治療를 받을때

漢方療法을 바르게 받을려면 漢方專門醫의 診察를 받고 그 處方으로서 漢方藥을 服用하는 것이 第一 좋다는 것은 두말할 必要가 없읍니다. 그러나 이 境遇의 費用은 藥을 사서 먹을때보다 一日의 藥代는 비싸게 듭니다. 그러나, 이 境遇와 專門醫에 보이지않고 自己流로 煎藥을 服用한 境遇의 總費用은 어느 쪽이 높을지는 한마디로 表現하기 어렵습니다. 또한 現在는 漢方藥을 健康保險으로서는 使用할 수 없읍니다. 그것은 健康保險으로서 使用하는 藥을 定한 藥價基準이란 속에 漢方藥이 取扱되어 있지 않기 때문입니다. 그리고 이와 같은 것도 生覺해볼 餘地가 있다고 봅니다. 어느분이 「요사이 큰 會社나 銀行같은데 가면 많은 사람들이 그들의 册上위에 비타민劑나 肝臟藥등이 들어있는 藥병이 놓여 있읍니다」라고 말합니다. 요사이 많은 사람들이 이와 같은 藥에 相當한 出費를 하고있는 것 같읍니다. 健康時에도 이러니 重한 病에라도 걸리면 퍽 惜慌하겠읍니다. 이왕 費用을 드린다면 病이 났는 漢方法을 받는것이 得策이 아니겠는지?

藥局에서 漢方藥을 購入할때

藥劑師에 相談에서 藥局에서 漢方藥을 買入할 때는 좀 價格이 쌉니다. 또 經驗있는 藥劑師

는 患者의 呼訴를 듣고도 難治病에 잘 듣는 藥을 팝니다。 그러나 藥劑師는 病者를 診察할 수 가 없기때문에 漢方의 診察法인 四診가운데 切診은 到底히 할 수 없읍니다。 切診에는 脈을 보는 脈診과 腹部를 觸하는 腹診이 있어 難治病일수록 이들의 診察法을 精密히 行하지 않으면 안됩니다。

自身이 調劑할때

自身이 漢方藥을 購入해서 調한다면 第一 헐합니다。 그러나 症狀이 變하여 處方을 變更해야할 때 여러가지 困難한 點이 생깁니다。

漢方專門醫에 相談하는 要領

漢方藥을 正確하게 服用하려면 專門醫師의 診察를 받아보고 그 投藥을 받는 것이 第一좋은 方法이라고 씼읍니다만 漢方專門의 醫師의 數가 極히 적어서 地方에 따라서는 없는 곳이 허다하여 診察을 받아볼 수 없는 境遇가 있읍니다. 그래서 우리들 곁에는 언제나 病에 對한 相談書信이옵니다. 그러나 그와 같은 書信의 相談에는 答狀을 낼수 없는 것이 매우 많습니다. 그 理由는 「저는 ○○病으로 苦生하고 있읍니다 좋은 藥方藥을 가르쳐 주십시요」란 것이 많기 때문입니다. 前述한 그대로 漢方療法이란 病者의 病狀과 體質과를 綜合한 狀態를 잘 모르고서 藥(處方)이 決定될 수 없기 때문입니다. 그와 같은 相談에 答한 수가 到底히 없읍니다. 그래서 어떤 方式으로 相談을 해야 되는가에 對해서 쓰겠읍니다. 漢方專門醫가 알고 싶은 事項은 漢方的인 診斷을 하기 爲해서 必要한 事項으로서 現代의 醫學으로선 그다지 問題視되지 않는것 中에도 重要한 것이 있읍니다. 그것을 다음에 잘 整理해 봤읍니다. 大體로 이러한 事項에 對해서 病者의 狀態를 記錄하여 주십시요. 그리고 自己나 家族의 重大한 病의 相談을 葉書로서 보내는 분이 있읍니다. 그러한 相談이나 返信料가 同封되지 않는 書信엔 答을 쓰지 않읍니다. 이것은 내 한사람 뿐이 아닙니다 元來 書信의 相談에 答할라하면 여러가지 想像을 해 보지 않을 수 없기 때문에 實際의 病者를 目前에 두고 診察하기 보다더 어려운 것입니다. 그리고 葉書등으로 質問하는 분들은 수고하여 答狀을 보내도 보람있게 봐

주지 않을때가 많읍니다。

◇相談書信에 記入할 事項

一、姓名住所男女의別、年齡、生年月日、職業(職種、職位등을 詳記한다 그것으로 生活環境을 推定키 爲하여 婦人이면 兒孩(몇사람)의 有無

二、診斷=어느 病院에서 무슨 病이라 하든가?

三、主訴=第一 괴로운 症狀 여러가지 있을때는 順番으로 記錄한다。

四、旣往歷=過去있었든病、特히 結核、腎臟炎、梅毒、유ー마치스傳染病 등은 잊지말것

五、現病歷=現在의 病이 언재、어떠한 모양으로 發生하여 어떻게 惡化되었나?

㉮ 發病의時期(何年何月前、몇살때)

㉯ 어느 病院에서 어떠한 治療(手術、特殊藥등)를 받았느냐?

㉯ 어느 病院에서 어떤 檢査를 하고 그 結果(X래이、心電圖、血液、尿、血壓、其他)

六、體格

㉮ 키가큰가、적은가、普通인가?

㉯ 肥大한가、瘦瘠한가? 普通인가

㉰ 肥大하면 살(肉)의 緊張度

七、體質

㉮ 추위를 잘 타나、더위를 잘타나、추위게 强하느냐 더위에 强하느냐。冷性이나、上氣性

이냐

㉯ 感氣에 잘걸리는가

㉰ 胃腸이 弱한가、下痢하기쉬운가、便秘症인가

八、嗜好=술、담배、커―피、甘味(菓子)、香辛料、짜운(鹽辛)것、油類、肉、海魚、野菜、果實、其他

九、現症=다음의것中、該當한 것을쓴다。

㉮ 顔色：黑。赤。蒼白。普通。色이 나쁘다。黃。其他

㉯ 唇色：良。惡。赤。赤黑。白。乾燥。

㉰ 舌苔：有。無。色。乾。濕。

㉱ 睡眠。熟眠。不眠。淺眠。夢多。晝間에 잠이온다。

㉲ 頭痛。頭重。目眩。立眩。耳鳴。頭痛部에 被物感。

㉳ 凝、項、背。肩。腰痛。背痛。疲勞易。身怠。

㉴ 食欲、有。無。口苦。口臭。咽乾。胃脹。胸燒。嘔氣。嘔吐。痛(痛處)。트림

㉵ 冷、手。足。腰。大腿。手足에 熱이난다。上氣。

㉶ 便通、普通。便秘(몇일에)。硬。軟。下痢(一日에몇回)不通。

㉷ 尿、多。少。近。遠。夜間에깬다(몇回)。

㉸ 月經、順調。不順。無月經。月經困難(腹痛。腰痛。(其他)。帶下(多。少。臭色)。 兒孩의 有無(몇사람)。流産의 有無

漢方療法의 實際

胃下垂症、胃아토니ー症

胃下垂症과 胃아토니ー症은 症狀이 恰似하고、病의 原因도 共通되는 것이 있읍니다。 胃아토니ー症은 胃의 緊張이 나쁘며 消化機能이 低下한 病입니다。 胃의 無力症이라 불리우고 있는 病으로서 胃뿐아니라 全身의 筋肉의 緊張이 弱해져 있읍니다。

胃下垂症은 胃의 低部가 正常位置보다 低下한 것입니다。 이것은 主로 體質에서 오는 病으로서 一種의 內臟下垂體質의 사람에게 일어나는 것입니다。

胃아토니ー症은 無力性體質이라하는 虛弱體質의 사람에게 잘생기며 이것이 進行하면 胃下垂에 걸리는 率이 많읍니다。 그러나 胃의 下垂한 程度와 症狀의 輕重과는 꼭 一致한 關係가 있는 것은 아닙니다。 胃가 下垂하고 있어도 何等의 支障없이 活動하고 있는 분도 많이 있읍니다。

胃下垂症、胃아토니ー症의 實例와 治療法

A 常時로 胃가 불룩하고 곧 下痢하기 쉬운사람

問 저는 오래도록 胃腸病으로 苦生하고 있어 여러가지 藥을 使用했으나 그다지 治療効果

가 없고 病狀은 조금도 消失되지 않아 每日 不快한 生活을 하고 있읍니다。 醫師도 治療効果가 없다고 하니 무슨 좋은 治療法이 없을까 싶어 혼자 苦悶하고 있읍니다。 病名은 胃腸의 下垂입니다。 其外肝臟이 때때로 나빠집니다。

病狀은 腹部가 불룩하여 痛症이 있으며 脂肪이나 肉類를 먹으면 胃腸이 重苦하여 下痢를 합니다。 언제나 胃腸은 조금씩 아픕니다。 그와같은 症狀으로서 榮養을 取할 수 없어 一身은 여위고 일도 할 수 없어 하루 速히 回復하고 싶읍니다。 暫時漢方藥을 쓰고 싶은데、잘 듣는 藥이 있으시면 下敎하여 주십시요 以上은 北海道에 있는 어느 中年의 男子가 보내온 書信입니다。

答 나는 이 사람에게 人蔘湯과 安中散의 合方을 服用하면 좋겠다고 回答했읍니다。

人蔘湯은 胃가 불룩하여 食欲이 없으면 胃나 腹部가 아프며、 嘔氣가 있든지 冷性의 血色이 좋지 않는 사람에게 씁니다。 이와 같은 사람은 尿의 回數가 增加하며 水樣의 透明한 尿가 多量으로 排出될 때가 있읍니다。 또한 혀(舌)는 溫氣가 있이 苔가 없으며 口中에 묽은 唾液이 고이는 수가 많습니다。

人蔘湯은 매우 體力이 衰弱해져 있을때 쓰이는 處方으로 그처럼 體力이 衰弱해 있지 않을때는 六君子湯을 씁니다。

이 境遇도 書信만으로서는 어느쪽을 쓰면 좋을지 確信할 수 없으나、于先 人蔘湯을 勸해보았읍니다。 또、人蔘湯 한가지만 가지고도 좋다고 生覺했으나 參考로 安中散을 같이 使用했읍니다。 安中散은 胸焼와 胃痛이 있을때 使用하는 處方입니다。

二個月後에 그 분으로부터 매우 好轉되었다는 書信이 왔읍니다。 그렇지마는 나는 그 분이 完全히 回復되려면 一年程度 服藥을 繼續하지 않으면 안될것이라 生覺합니다。

B 大腸炎뒤에 胃가 重苦한 婦人

問 저는 三十一歲입니다。 再昨年여름부터 胃腸이 탈나서 여기저기에서 醫師의 診察을 받고 鍼灸도 하고 藥草를 調合한 賣藥도 服用했으나 効果가 別로 없읍니다。 그때문인지 언제나 「感氣」가 있읍니다。

症狀은 再昨年여름 大腸炎에 걸려서 오랫동안 完快되지않고 下痢는 하지않으나 언제나 腹部가 막힌듯이 不快하고、 通便後는 腹痛이있고 腹中에「까스」가 고여서 매우 不快했읍니다。 그동안에 胃도 惡化되고 醫師는 胃腸의 運動이 全體的으로 弱化되어 있다고 합니다。 胃는 어느 醫師의 말에는 胃下垂라고도 하고 다른분은 胃아토니—症이라고도 합니다。 어떻든 胃部가 重苦하며 甚하지 않는 痛症이 隨時있고 消化가 全혀 안되며 좀 色다른 飮食이나、油物을 먹으면 더 甚하며 下痢를 합니다。 脂肪을 많이 攝取하지 않은 탓인지 感氣가 잘들고 各季엔 언제나 感氣가 慢性입니다。 一日速히 完快하고 싶어 養生하고 있읍니다만 무슨 짓을해도 낫지 않습니다。

答 이 사람에는 眞武源이 좋으리라 生覺합니다。 眞武湯은 冷症으로서 疲勞하기 쉬우며 瘦瘠型으로서 元氣가 없는 사람에나 下痢하기 쉽고 한번 下痢하기 始作하면 좀처럼 끊어지

지 않는 사람에게 씁니다。 이와 같은 분의 腹部는 筋肉이 없고 힘이 빠저서 명뼈 밑이나 배꼽 近傍에서 振水音이 들립니다。

또、기름氣를 取하지 않아서 感氣에 걸린다는 理由는 없읍니다。 이와 같은 胃腸속에 油物을 取하면 오히려 症勢가 惡化될 것입니다。 感氣에 잘 걸리는 것은 오히려 胃腸虛弱한 體質의 탓이며 新陳代謝가 不良하기 때문입니다。

C 抗生物質을 服用後의 胃아토니ー症

問 저는 三年前부터 胃아토니ー가 낫지 않아서 苦生하고 있읍니다。 原因은 膀胱炎을 앓았을 때 「태라마이싱」을 服用했읍니다。 그로서 胃를 나쁘게하고 胃가 매우아프며 嘔氣가 있고 한때는 아무것도 먹지를 못했읍니다 醫師는 胃아토니ー에는 藥이 없다고 하시기에 自然낫기를 기다리기로하여 斷念했읍니다만 胃속에 「까스」가 많이 고여서 몸을 앞으로 숙이든지 배에 힘을쓰든지 하면 「꿀꿀」 하는 소리가 크게나서 참으로 不快합니다。 食欲은 全혀 없고 하루終日 아무것도 먹지 않아도 조금도 먹고 싶다는 生覺이 없읍니다。 억지로 먹을려면 한공기 먹는데 한時間 쯤걸립니다。 大便은 一日一回乃至二回、軟便아니면 下痢입니다。 體重은 胃아토니ー에 걸리기 前에는 十二貫程度된것이 現在는 十貫도 안 됩니다。 게다가 前부터 胸部가 弱해저있기 때문에 胃腸病때문에 抵抗力이 줄어드는 것을 念慮하고 있읍니다。

答 이분에게는 六君子湯이 좋으리라 生覺합니다 六君子湯은 消化가 나쁘며 胃나 腹部가 불룩해서 食欲이 없으며 時時 腹痛이 생기고 여위며 胃腸에「까스」가 고이고 명뼈밑이나 배

習 近傍에 振水音이 나는 虛弱한 사람에게 쓰이는 處方입니다 衰弱의 度가 甚할때는 四君子湯을 씁니다。 萬一 下痢가 甚할때는 蔘苓白求散이 좋겠읍니다。 이분은 自身의 抵抗力이 低下되는 것을 念慮하고 있읍니다만 이와같은 胃腸患者는 벌써 身體에 抵抗力이 低下되고 있는 것입니다。 以上의 藥을 長服하면 그 抵抗力도 自然增加됩니다。

D 産後로 腸下垂로 苦生하는 婦人

問 저는 今年十五年前 長女를 出産한 後 胃下垂가되어 其間 名醫、名藥은 말한 것도 없고 많은 療法을 試圖했읍니다만 何等의 効果가 없어 참 困境에 놓였읍니다。

昨年여름엔 衰弱해진 나머지 結核을 併發해서 여러가지 治療를 받은 德分으로 거의 全快됐읍니다 그러나 胃腸쪽은 變함없이 現在鍼과 腹部맛사ㅣ지의 治療를 받으며 赤本의 抵抗療法(摩擦、腹式呼吸)을 받으면서、現在에 이르렀으나 저의 胃下垂症엔 別다른 効果가 없는듯합니다。

病特은 食欲이 없고 舌苔가 끼고 時時로 腹中에 振水音이 생깁니다。 便通은 普通一日一回이며 아침에 起寢했을때 口中에서 진한 茶色의 침이 나옵니다 舌苔가 漸次 엷아짐에 따라서 多少의 食欲이나아진 듯하나 別差가 없읍니다。 胃腸科專門醫에 精密檢査를 해본結果 胃酸이 普通人의 五倍나 많이 汾泌된다 하며 光線寫眞에는 胃가 骨盤있는 곳까지 下垂하여 아토니ㅣ症狀도 있다는 것입니다。 醫師는 이 程度의 胃下垂는 婦人에겐 흔히 있는 것이어서 크게 念慮할 것없 다고 하나 그것이 現在의 醫藥으로서 낫지않아 격정하고 있읍니다。

食事는 軟한밥을 一日三回에 少量式들고 있읍니다。全然 못먹는때도 있읍니다。
그리고 저는 胸部疾患에 걸렸을 때는 十一貫三百匁였는데 現在十四貫程度이며 身長은 五尺一寸、三十七歲입니다。

答 이분에는 **半夏瀉心**이 좋겠읍니다。半夏瀉心湯은 胃部가 衰弱하고 舌苔가나며 時時로 嘔氣나 腹痛이있고 食欲이 없는 사람에 쓰이는 處方입니다 이분도 身長五尺一寸、體重十四貫이나 된다하니 오히려 肥大한 便입니다。萬一 胸燒(滯症)가 있고 트림이나면 生薑瀉心湯이 좋겠읍니다。

E 激甚한 眩氣症과 頭痛으로 苦生하는 未亡人

問 저는 三年前부터 胃病으로 苦生하는 三十八歲의 未亡人입니다 重症의 胃病으로 滿三年間 病床에 누워있읍니다 。처음은 胃潰瘍으로서 下血하고 그 後止血은 되였읍니다 마는 胃下垂가 甚하여 入院生活 七個月 여러가지 療法을 試하였으며 많은 醫藥灸등도 해봤읍니다마는 조금도 効果가 없읍니다。難病이 漢方藥으로서 낫는 수가 있다고 하는데 저는 可望이 있겠는지요。 이곳先生任은 胃下垂症、胃酸過多症 게다가 神經衰弱도 있다고 합니다。 病狀을 말씀드리면

① 眩氣症이 甚하고 頭痛이납니다。
② 三年間 每日不眠이 繼續되고 꿈이많고 熟眠해본적이 없읍니다。

③ 現在는 極히 少量의 흰죽밖에 먹지못하며 그것마저 消化가 되지않아 恒常 腹部가 차 있는 것 같습니다。

④ 胃가「꿀럭꿀럭」소리를 내면서 움직이는 것이 괴롭습니다。

⑤ 便泌症입니다。

⑥ 食物이 胃에들면 고단해서 견딜 수 없읍니다。

⑦ 頭中이불난듯하여 思考力도 記憶力도 없으며 언제나 꿈을 꾸고 있는 것 같습니다。

⑧ 胃와 腦가 잡아땅기는 듯 아픕니다。

⑨ 肩氣가 甚하고 手足까지 放散합니다 마치 體中이 깨어진듯 합니다。

⑩ 不安感이 甚하고 每日 죽음의 恐怖에 쫓기는듯 합니다。

⑪ 心悸亢進이 있고 上氣症 甚합니다。어느 先生도 心臟은 나쁘지 않다고 합니다。

以上과 같이 부끄러울 程度로 많은 症狀이 있읍니다。胃가 極度로 虛弱해저 있는 것이 自身도 알수 있읍니다。體質은 瘦瘠型、性質은 神經質、血壁은 正常입니다。그리고 胃에 飮食이 들어가기만하면 어깨부터 가슴에 걸쳐서 괴로워 집니다。또 무엇이라고 形容할 수 없는 口臭가 납니다。

答 이분에게는 **半夏白求天麻湯**이나 **半夏厚朴湯**이 좋다고 生覺합니다。

半夏白求天麻湯은 六君子湯을 쓸수 있는 症狀에 恒常頭痛이있고 머리에 被物한 듯이 頭重症이 있으며 眩氣症이 있을 때 使用하는 處方입니다。半夏厚朴湯의 用法은 後述하겠읍니다。

F 胃癌이 念慮되는 젊은 婦人

問 書信으로 失禮합니다만 源方藥에 무슨좋은 藥이 있을런지요。 저의 病은 胃下垂로 內臟이 모두 下垂되어있다는 診斷입니다。

다음에 症狀을 말씀드리겠읍니다。

① 高校時代부터 胃弱하여 外出도 不安했읍니다。

② 西紀一九五四年에 結婚 七月부터 體重이 漸漸減少되어 九月에는 十三貫에서 十貫이 되고 그로부터 十個月後에는 九貫이 되었읍니다。

③ 胃를 흔들면 振水音이 납니다。

④ 아침에깨면 口中에 냄새가나는 진한침이 고여서 氣分이 좋지 않읍니다。

⑤ 血壓은낮고 九十에서 八十六程度

⑥ 食欲이없고 트림이 繼續的으로 나 며 언제나 무엇이 滯하여 있는 듯하며 肩凝症이 甚하며 목(頸) 양쪽에 硬結物이 있읍니다。

⑦ 外出이 不安하며 步行하고 있어도 隨時로 絕息할듯하며 머리가「팅」해지고 가슴이「두근두근」합니다。

⑧ 朝飯을먹은 後腹痛이생기고 時時로 下痢가 있읍니다。

⑨ 疲勞하기쉽고 곧 눈이「푹」꺼지고 腹部가 불러지면 잠이옵니다。

⑩ 아버지는 胃手術을받고 別世하였읍니다。

⑪ 어머니는 外出이 不安하고 머리속이 恒常 不安해서 죽는가 싶어서 七年 동안이나 外出을 禁했다 합니다。

⑫ 月經은 每月 正常입니다。

⑬ 밤에 잠은 잘옵니다。

⑭ 胃癌이나 胃潰瘍이 되는것이 아닌가싶어 念慮하고 있읍니다。 不安해서 혼자는 外出할 수 없읍니다。

이와 같은 症狀입니다 낫겠읍니까?

答 이분도 **半夏白朮天麻湯**이나 **半夏厚朴湯**이 좋겠읍니다。 萬一 胃가 불러지는 症狀이 甚하면 **半夏瀉心湯**이 좋겠읍니다。

胃下垂症이나 胃아토니ー症이 있는 분은 胃의 症狀보다도 神經症狀에 더욱 고생하게 되는 것은 注意를 要하는 點입니다。 F人이나 E人도、目眩、頭痛、不眠、思考力이나 記憶力이 退減、不安感、死의 恐怖、心悸亢進(動悸)上氣、絶息感등의 神經症狀이 顯著합니다。

그것은 이와 같은 體質의 사람에는 神經症狀을 일으키기 쉬운 所謂 神經質의 사람에 많이 나타납니다。「슈나이다」라는 學者는 이와같은 性格人에 無力者라고 부르고 그와 같은 사람은 精神的、肉體的으로 輕한 機能障害가 發生하기 쉽고 그리고 自身의 精神이나 身體에 너무지나친 注意와 關心을 갖기 때문에 神經症狀이 잘 發生한다고 發表하고 있읍니다。

漢方에서는 胃下垂나 胃아토니ー症이 있는분에 使用하는 處方은 前述한 以外에 **苓桂朮甘**

湯眞武湯등이 있읍니다。

苓桂朮甘湯은 眩氣症이 甚한사람으로서 多少體力이 있는 분에 씁니다。萬一體力이 衰弱해저있으면 眞武湯을 씁니다。

半夏厚朴湯은 神經症狀이 甚하고、氣分이 憂鬱하고 動悸、目眩、不安感등의 症狀에 使用합니다。

治療上의 注意

胃下垂症이나 胃아토니ー症은 매우흔한 病이나 現代의 醫學上으로는 잘 治療가 되지 않아서 漢方治療를 願하는 사람들이 퍽 많읍니다。 現在의 醫學에는 좋은 藥도 없고해서 나중에는 手術을 하는분도 있읍니다。 緊張이 풀린 胃를 끊어서 縮少시켜도 胃의 機能이 回復되는 것도 아니고 胃를 切斷해서 胃自體가 治療된 것이 아니니 手術은 勸할 수 없읍니다。 그러나 이와같은 病을가지고 있는분은 매우 神經質이 甚하여 「藥을 마시면 늘어진 胃가 올라붙읍니까」或은 「胃潰瘍이나 胃癌이 되는 것이 아닙니까」등의 여러가지 呼訴하는것이 많읍니다。 이와같은 분들도 以上 列擧한 藥을 服用하면 차츰 그러한 呼訴가 줄어집니다。 그리고 胃의 部分의 振水音이 사라지는 무렵에는 神經症狀도 自然없어 집니다。

그러면 그 服用하는 期間이 어떻게 되느냐 하면 輕한 분은 半年 重한분은 二、三年 持續할 必要가 있읍니다。 그間 症狀도 變化되고 따라서 處方도 變更됩니다。 처음부터 完治될때까지같은 處方을 繼續하는 境遇는 드뭅니다。

其他의 養生法

胃下垂症이나 胃아토니ー症이 있는 사람은 間食을 좋아하고、단것을 먹고 싶어할때가 많읍니다마는 그것은 禁해야 합니다。 特히 夕食後 就寢直前에 菓子를 먹든지 茶를 마시든지 하는 것은 좋지 않읍니다。

또 煙草가 좋지 않은 것은 두말할 必要도 없읍니다。술(酒)은 病이 輕한 사람을 좋은술은 少量마셔도 좋읍니다。 기름기 있는것은 좋지 않읍니다。 많이 榮養을 吸收하지 않으면 여윈다고해서 脂肪이나 肉類를 取하는 사람이 있는데 그러한 분은 그로 말미암아 病이 一層甚해집니다。 胃下垂症이나 胃아토니ー症의 患者가 기름氣있는 飮食物을 먹으면 胃腸이 榮養을 吸收못할뿐만 아니라 더욱더 食物의 停滯가 甚하여져 「까스」가 고이고 胃腸이 疲勞해질 뿐 結局全身이 衰弱해져서 오히려 여윕니다。

食物은 消化가 잘 되고 榮養이 좋은 것을 取해야 합니다。 蛋白質은 白身의 海魚 大豆의 製品少量의「치ー즈」등을 取하고 野菜나 果實은 되도록 攝取해서 비타민의 補給을 합니다。 水分은 可能한限 取하지 않는 것이 좋읍니다。

食事는 規則的으로 取하도록하고 食後는 三十分쯤 安靜하는 것이 좋고 可能하면 暫時右側을 下方으로하여 옆으로 누워있는 것이 좋다고 합니다。

이와 같이 食物에 注意하면서 規則바른 生活을하며 氣分을 恒常밝게 가지며 養生한다면 腹部에 彈力이 붙고 물을 많이 마셔도 胃의 部分에서 물소리가 나지 않게 됩니다。

또 胃下垂症이나 胃아토니ㅡ症의 患者에는 冷症의 사람이 많고 다리(足)나 腹部가 冷해지면 胃腸의 運動이 停止해서 腹中에「까스」가 고이고 배가 불러지고 痛症도 생깁니다 배는 찹지 않도록 注意해야 하며 海水浴은 禁物입니다。 그래서 特히 腹部를 띠같은 것으로 감거나 胃下垂帶같은 것을 使用하면 좋겠읍니다。 그런데 사람에 따라서 胃下垂帶를 慣用하면 腹部가 더욱 不平하다는 분도 있읍니다。

胃下垂症이나 胃아토니ㅡ症은 一種의 虛弱體質에 發生하는 病이니 體質을 改造한다고 生覺하고 根氣있게 養生을 해야합니다。

胃酸過多症

胃酸過多症은 胃酸의 汾泌가 正常보다 高潮된 病입니다。 普通人의 胃는 食事를 하면 胃酸을 汾泌하고 空腹時는 胃酸의 汾泌가 적습니다。 그러나 胃酸過多患者는 食後三、四時間이 經過하여 空腹을 느낄때에도 胃中의 酸이 減少하지 않기 때문에 오히려 뻐근한 듯 滯한 듯 하며 胃痛이 생기는 것입니다。

胃酸過多症의 實例와 治療法

A 滯症(溜飮)으로서 苦生하는 三十歲의 男子

問 저는 三十歲의 男子입니다 職은 農業입니다。 저는 나면서부터 胃腸이 나빴는지 모르겠으나 五年前부터 自覺症狀으로서 胃部가 不安하며 서(立)있으면 胃가 불룩해저서 腹中에 異常한 소리가 납니다。 그리고 일하고 있으면 곧 腰痛이 생기고 눈이 침침해지며 밤엔잠이 안와서(不眠)苦生하고 있읍니다。 그 後 二年쯤지나서 胃部가 常時로 鈍한 痛症이 있고 무엇을먹어도 胃가 滯한듯하고 口中이 언제나 살구씨(梅子의 씨)를 빨고있는 듯한 좋지 않는 氣

分입니다。 再昨年 이곳 大學病院에서 診察을 받은즉 胃酸過多症으로 診斷되어 胃液檢査의 結果 저의 胃酸은 普通人의 倍以上이라 합니다。 病院의 先生은 服藥을하면 곧 腰痛 낫는다고하나 同病院의 藥을 服藥해도 別로 効果도 없고 오히려 惡化한듯 하며、점점 滯症이 甚해지고 무엇을먹어도 滯하고 口中은 시(酸)고 頭痛이 나서 每日의 生活이 明朗치않 읍니다。 昨年봄 다른 病院에서 診察을 받은즉 亦是 同一한 診斷으로 同病院의 藥을 三個月쯤 服用했읍니다。 亦是 조금도 効果가 없읍니다 病院에서는 無理한 일은 하지말라고 하나 家業이 農業이기 때문에 自然히 無理를 하게되고 養生도 마음대로되지 않읍니다。

今春 어느분이 煎藥이 좋은 것이 있다고하면서 보내어 주기에 四個月間 하루도 빠짐없이 一日二貼式 服用했읍니다。 그 藥은 高價로서 一貼에 五十원程度입니다。 그 藥을 繼續하고 있으면 下痢와같은 軟便은 繼續하고 二週間後쯤부터 口中에 신(酸)맛이 덜해지기에 이 藥이 나에겐 참 좋은 것이라 生覺하여 熱心히 服用을 繼續했든 것입니다。 四個月 服用한 탓인지 口中의 신(酸)맛은 거의 없어졌읍니다。 그러나「빵의속」같은 것을 먹고난 뒤론 아직 조금 신맛이 있읍니다。 現在 그 藥은 中止했읍니다。 아무리 마셔도 軟便은 中止되지 않고 後頭部에서 頸部가 언제나 무겁고 一貫쯤되는 돌이 붙어있는 氣分입니다。 눈은 무겁고、요사이는 사람들과 對話하는 것조차 싫어졌읍니다。 全身이 不安하고 요지음은 다리가저리고 特히 午前中은 特히 氣分이 不快하고 午後는 多少快합니다。 以上 너무길게 말씀 드렸읍니다만 저의 現在 第一苦痛스러운 點은 後頭部가 무겁고、무엇을 먹어도 滯症이 생기고 下腹部가 불러서(張) 괴롭습니다。 先生任! 어떻게 하면 좋겠읍니까 先生任의 藥을 服用하면 全治되겠읍니

答 이분에게 좋은 處方은 한마디로해서 半夏瀉心湯입니다 半夏瀉心湯은 胃張하고 胃가 滯한듯 하고 배에「꾸룩」 소리나며 空腹時는 胃에 鈍한 痛症이 있으며 嘔氣가 있는데에 씁니다。 그때의 大便은 下痢氣味 혹은 軟便입니다。

그러나 滯症이 甚하고 트림이 甚할 때는 半夏瀉心湯으로선 別効果가 없을때가 있읍니다 이런 때는 **生姜瀉心湯**을 씁니다。

또 이사람의 症狀엔 多分히 神經症狀이 보입니다。 잠이안온다。 胃가 不平하다。 이와 같은 狀態가 甚하여지면 神經症이 되기 쉽습니다。 또한 그와 反對로 胃 속 過多症이 마음의 근심걱정 精神의 過勞에서 흔히 생깁니다。 半夏瀉心湯이나 生姜瀉心湯은 瀉心湯類라하는 處方의 하나입니다。 瀉心湯은 胃가 좋지 않을때와 神經症狀에도 함께 治療하는 効果가 있읍니다。 그래서 漢方에선 不眠의 時에도 곧 睡眠劑等을 쓰지않고 瀉心湯類를 쓰면 잠이 오게 됩니다 現代醫學의 睡眠劑는 催眠作用은 强할지모르나 좀 쓰고 있으면 곧 胃腸이 탈납니다。 漢方療法엔 그와 같은 일은 全혀 없으며 胃를 고치면서 게다가 精神도 安全시켜 주는 것입니다。 半夏瀉心湯은 頭重하고 頸凝、不安感焦躁感등이 있고 不眠症등의 神經症狀에도 効果가 큽니다。

B 空服時의 鈍痛과 食後의 滯症(溜飮)

問 저는 오래동안 다음과 같은 症狀으로 苦生하고 있읍니다。 適當한 漢方藥이 있으시면

下敎하여 주십시요。

發病은 約十年前입니다。 症狀의 主要點은 空腹時의 輕한 鈍痛과 食後의 滯症입니다。 晝間은 別로 苦痛을 느끼지 않습니다만 譯日아침 새벽四、五時頃에는 가벼운 鈍痛때문에 잠이 깨어서 睡眠不足으로 괴롭습니다。 起床하여 움직이면 多少平安하나 조용히 자고 있으면 鈍痛이 생깁니다。

病院에서 모든 檢査를 해 봤읍니다마는 潰瘍은 없다고 합니다。 언제나 便秘입니다。 모든 醫師의 藥新舊의 賣藥을 服用했읍니다만 効果는 없읍니다。 適當한 漢方療法이 없겠읍니까、

答 이분에게 있어서 좋은 處方을 決定함에는 몇가지 要點을 生覺할 수 있읍니다。

이분의 主要한 症狀은 空服時의 鈍痛 가벼운滯症、 睡眠不足、 便秘의 四種類입니다。 그래서 이런 症狀의 어디에 重點을 두느냐에 따라 處方이 決定됩니다。

(1) 三黃瀉心湯‖이 處方은 腹痛、 腹脹、 輕한 滯症、 便秘할때 쓰면 좋은 處方입니다。 또 不眠에도 잘 듣습니다。 이분의 睡眠不足이라하는 것이 神經質이 되었기 때문에 생긴 不眠이라는 特히 이 處方이 좋습니다。

(2) 半夏瀉心湯‖다음에 生覺되는 處方입니다。 腹痛、 가벼운 滯症에 쓰입니다。 便通은 便秘보다 下痢傾向이 있을 때 쓰입니다。 그러나 이 處方도 病者의 身體에 合當하면 便秘하는 것도 自然治癒하는 수가 있읍니다 。또한 不眠에도 잘 듣습니다。

(3) 安中散‖이處方은 滯症과 胃痛혹은 腹痛을 日樞고 쓰입니다。 胃아토니ー症의 곳에서

말씀 하였읍니다만 이 處方도 効果가 있읍니다。

이와같이 B人엔 몇가지의 處方을 들어 봤읍니다만 이 順序로 使用하면 어느것이 適中할 것입니까。

이것을 單番에 適中시킬려면 長年의 硏究와 練習이 必要하며 반드시 熟練한 醫師의 診察이 必要합니다。

④ **柴胡桂枝湯加茴香、牡蠣**=는 근심하는 일이 많고 腹痛、滯症이 있는 분에게 씁니다。이분의 腹痛은 相當히 甚할 때가 많은데 처음부터 이 處方을 써 보는 것도 좋을 상싶으나 앞의 것을 使用해보고 効果가 없으면 써보는 것도 좋겠읍니다。

其他의 養生法

胃酸過多症의 患者는 思慮나 근심이 많은데서 그것이 甚하면 甚할수록 病이 惡化되며 아무리좋은 治療를 받는다해도 病은 治癒되지 않습니다。恒常 마음을 安靜시키는 것이 緊要합니다。食物에 對해서 操心할 것은 酸味가 强한것이나 酸性의 食品을 取치마라야 합니다。또한 油物도 좋지 않습니다。砂糖分이나 肉類、赤身의 海魚는 第一害롭습니다。果實도 사과나 蜜柑類는 좋지 않습니다。커ー피、紅茶、초코렡、酒類、炭酸이든 飮料 等의 嗜好品도 좋지 않고 辛子、胡椒、카래ー등의 調味料도 좋지않습니다。또 足腰腹部를 찹(冷)게 하지않는 것이 重要합니다。夏季의 海水浴도 좋지않습니다。冬季는 두터운 양말을신고 腹腰部를 特히 保温하는 것이 좋습니다。

胃潰瘍、十二指腸潰瘍

胃潰瘍과 十二指腸潰瘍을 옛날에는 따로 두個의 病으로 生覺하여 왔으나 實은 原因도 症狀도 治療도 共通하는 點이 많아서 現在에선 같이 取扱하고 있읍니다。

胃潰瘍、十二指腸潰瘍의 實例와 治療法

A 衰弱한 老婦人

어느때 知人으로부터 이와같은 相談을 받았읍니다。「知人의 사위의 母親이 故鄕에서 病으로 苦生하고 있다。病人은 六十歲程度로 病名은 胃潰瘍、恒常 胃가 아파서 食事를 못하고 完全히 衰弱하여 여윈대로 여위어 現在는 皮骨이 相接할 程度라한다 痛症의 外에 滯症이 자주 생긴다고 한다」라는 內容입니다。

나는 이 患者에게 人蔘湯과 安中散의 合方을 服用하도록 勸했읍니다。患者는 熱心히 服用하였읍니다 그러자 六個月後엔 完全히 治癒되어 現在 퍽 健康하여져서 知人에게 感謝의 人事를 받았읍니다。

人蔘湯은 胃下垂症欄에서 말씀드렸읍니다만 衰弱한 사람이나 平常 虛弱한 사람이 手足이

冷하고 疲勞하기 쉽고 腹痛이 생기며 嘔氣가 있을때 씁니다。漢方療法은 이와 같이 痛狀이 同一하면 病名에 關係없이 같은 處方을 使用해서 効果가 있읍니다。

安中散은 胃酸過多의 傾向이 있고 滯症이 생기며 服痛이 있을때 使用합니다。

B 十餘年隨時로 出血하는 胃下垂、胃潰瘍의 事務員

問 저는 滿三十四歲의 男子로서 身長 五尺八寸五分 그것에 比하여 體重은 十六貫前後입니다。現在의 職業은 事務員으로 하루 終日 冊床에 앉아있고 술은 좋아하지 않습니다。病名은 胃潰瘍에 胃下垂라 합니다。當地의 醫大病院의 診察結果 하루 速히 手術할 必要가있다기에 곧 入院手續을 取했으나 病室이 없고 그後 個人의 事情이 有하여 現在까지 手術하지 못했읍니다。그間 小康狀態에 있었으나 現在 또한 每日같이 激痛이 있어 매우 苦生하고 있읍니다。他人의 이야기는 甘草가 좋다 하기에 그것도 服用하고 또「매사피링」도 먹고 있읍니다。

胃潰瘍은 벌써 十數年이되고 一年에 三、四回血便이나오며 再發합니다 이와 같은 胃潰瘍을 根治시키고싶어 좋은 藥의 下敎를 바랍니다。

答 이 便紙속에 胃潰瘍에 甘草를 쓰고있다고 하였는데 그것은 漢方藥의 甘草가 胃潰瘍에 特効藥이라고 傳해져 있기 때문입니다 이 研究는「폴-란드」「獨逸」에서 먼저 研究發表하였고 日本의 大學에서도 그의 効果를 認定하여 現在 甘草로부터 製造된 胃潰瘍의 藥이 市販되고 있읍니다。甘草를 쓸때、煎하여도 좋고 粉末로하여 服用해도 좋습니다。一日의 量은 五

一八그램입니다。 이것으로 痛症은 곧 없어지고 二、三週間繼續하면 出血도 없어집니다。 그러나 一日에 十그램以上의 甘草를 四、五日繼續하면 排尿不利가 되고 人體에 浮腫이 생겨서 血壓이 上昇할때가 있읍니다。 그러기 때문에 胃潰瘍에 血壓이 높은 사람에게는 甘草單味가 危險하며 다른 處方과 같이 쓰는것이 좋습니다。 甘草의 效能은 「폴—란드」 大學의 研究에 依하면 「副腎皮質홀몬」과 同一한 作用이 있다고 합니다。 「副腎皮質홀몬」 中에 「미네랄콜치코이드」라고 하는것의 作用은 그 甘草의 副作用과 恰似하다고 합니다。

그런데 이분은 甘草를 服用하고 있다하는데 甘草單味를 服用하는것보다。 黃連解毒湯이나 柴胡桂枝湯加茴香牡蠣를 쓰든지 이 處方에 甘草를 加하든지、 甘草에 梔子를 加해서 씁니다。 우리들은 甘草五그램에 梔子四그램을 加해서씁니다。 單 이것은 四、五日間만 服用해서 甚한 症狀이 가시면 다른 處方으로 變更해서 그것을 長期間 쓰는 것입니다。

黃連解毒湯은 上腹이나 명뼈밑이 불룩해지고、 疼痛이있든지 吐血하든지 上氣하든지 氣合이 不安하여 着心되지 않아 잠이 오지않을때 쓰면 좋은 處方입니다。

柴胡桂枝湯은 腹痛이 上腹의 肋骨바로 밑의 左右쪽으로 솔려있는 痛症에 쓰고 그맨 腹의 筋肉이 새로(縱)로 불쑥하게 緊張되어있어 눌리면 痛處가 있는것도 있읍니다。 또 그런것은 十二指腸潰瘍에 흔히 있읍니다。 柴胡桂枝湯加茴香牡蠣는 恒常激烈한 痛症이 일어나며 滯한듯한데 씁니다。

胃潰瘍의 原因엔 여러가지의 說이 있읍니다만 무엇보다 問題視되는 것은 胃潰瘍에 걸리기 쉬운 素因이 있다는 것입니다。 흔히 一家族中에 차례차례로 胃潰瘍에 걸리는 일이 있읍니다 이분도 病을 根治하려면 體質을 바꿀 程度長期間服藥을 繼續아니하면 안됩니다。 또 胃潰瘍은 頭腦勞動을 하는분이나 精神緊張이 오래도록 繼續했을때에 일어나기 쉽습니다。 이분의 胃潰瘍엔 職業에도 關係가 있는듯 합니다。 이러한 분은 時時健康的인「리크래이숀」을 하면서 職業上의 精神緊張을 緩解하는 일이 重要한 養生法입니다。

C 出血뒤에 失神한 十二指腸潰瘍의 男子

問 四十二歲의 男子、再作年 九月頃부터 輕한 胃痛이 있어 오다가 十一月이 되어서 突然히 便所에서 失神했읍니다。 그것은 十二指揚瘍에 依한 出血때문인 것을 뒤에서 알았읍니다 그래서 ○○病院에서 二個月入院하여 多少貧血이 回復되었다고 生覺되었을 때 또다시 强한 出血을 보고 手術의 必要가 있다고 들었읍니다만 內科的 處置로서 근근히 回復되었읍니다。 그後 半年程度는 차츰 元氣가 回復되어 왔는데 十日쯤前부터 명뼈밑에 三個所 찌르는듯 한 痛症이 나옵니다。 이곳은 食事에 關係없이 아픕니다 그때 背의 左側을 壓하면 氣分이 좋아집니다。 多少吐氣가있고 全혀 食慾이 없어 졌읍니다。 大便은 每日조금씩 있으나 二、三日前부터 下痢氣味입니다。 또 十二指腸潰瘍이나 胃潰瘍이 再發한듯합니다。 血壓은 언제나 百內外입니다。 이와같이 되풀이하고 있을 수 없어 手術을 決心했읍니다만 友人이 漢方에 잘듣는 藥이 있으니 先生任에게 잘 相談해 보라기에 問議합니다。 手術하지않고 再發없이 根治된다면 참 좋겠읍니다。 끝으로 말씀 드리고싶은 것은 저의 家系가 胃潰瘍의 家系가 아닌가 싶습니다。 弟도 胃潰瘍에 몇回나 걸리고 父親도 胃病(病名不知)으로서 死亡했읍니다。 胃潰瘍은 遺傳하는 것입니까?

答 이분의 家系가 胃潰瘍에 잘걸리는 體質인지 알수 없읍니다。 그러나 胃病은 걸리기 쉬운 體質만으로서 생기는 것이아니고 오히려 家族全體의 食生活이나 其他의 生活全般에 原因이 있을 때가 많은것 같습니다。

이분에게 쓰는 處方은 그렇게 衰弱하지 않았으면 半夏瀉心湯이나 柴胡桂枝湯加茴香牡蠣가 좋고 萬一 衰弱해져 있으면人蔘湯이나 四君子湯이 좋으리라 生覺합니다。

半夏瀉心湯은 명뻐밑이 불러서 그곳을 눌리면 아프며 嘔氣가 있다든가 食慾이 없을 때 씁니다。 또 滯症이나 트림이 날때도 있읍니다。 胃潰瘍의 腹痛은 食後三十分부터 一時間쯤해서 或은 空腹時에 일어납니다。 半夏瀉心湯을 쓰는 腹痛은 食後의 痛症이나。 空腹時의 痛症이나 모다 쓰입니다。 그러나 人蔘湯을 쓰는 境遇는 食事를 하면 배가 아플때가 많습니다。

四君子湯은 몸이 여위고 手足이나 身體가 冷하고 疲勞하기쉽고 上腹이나 명뻐밑이 불룩하고 食慾이 없고 때로는 嘔氣가 있는 분에 씁니다。 萬一 이때 腹痛이 있으면 人蔘湯을 쓰게 됩니다。

D 胃癌이 念慮되는 婦人의 胃潰瘍

問 저는 四十九歲의 女子로서 色이 희고 肥大합니다。 매우 疲勞하기 쉽고 이렇다할 程度의 큰 病은 없읍니다만 등(背)이 아프기때문에 ○○病院에서 診察을 받은즉 좀 甚한 胃潰瘍이니 手術을 받아야 된다고 합니다。 自身은 큰 支障이 없을것 같은데 그대로 두면 언젠가는 甚한出血이 있을지 알수 없고 또한 癌이될지 모른다 합니다。 그런데 事情인즉 딸의 結婚式

이 앞으로 一個月 밖에 남지 않았고 大事를 끝내고 手術을 받을 作定을하고 있읍니다。그동안이라도 漢方藥을 먹고 싶읍니다。어떻겠읍니까、저와 같은 境遇에도 甘草가 좋겠읍니까

答 이분의 境遇에도 甘草에 梔子를 加한 處方을 쓰면 좋을것 같습니다。그 後에 前述한 그와 같은 處方을 쓰면 좋겠읍니다。이분은 色이 희고 肥大하고 있다합니다。그와같은 분엔 漢方에서 말하는 虛症이 많기때문에 四君子湯이나 六君子湯이 좋겠읍니다。

그런데 이분도 前人도 手術을 할까 어떻게 할까 하고 決定을 못하는 心情인데 現代醫學에도 以前에는 胃潰瘍이라하면 곧 手術을 해야 된다고 生覺했으나 現在는 病狀에 따라서 먼저 內科的 治療를 받는것이 常識化되었읍니다。

漢方藥(處方)엔 確實히 効果가 있는것도 있고 治療에 따라서는 全治할 수 있기 때문에 이 病엔 正確한 漢方藥을 勸하고 싶습니다。

數年前에 나는 七十餘歲된 大會社의 社長되는 분을 治療한 일이 있읍니다。그분은 오랫동안 胃潰瘍에 苦生하고 X레이의 結果를 보면 潰瘍된 胃部分이 얇아져서 그 部分이 밖으로 튀어나 왔다는 것입니다。每日 胃가 아파서 食事를 못하고 차츰 衰弱해졌답니다。내가 처음 診察했을때는 體格이 좋은 분이였는데 全혀 貧血이 되어서 手足이 매우 冷해져 있읍니다 이 悲者에人蔘湯을 投與하면서 出血이 있을땐 黃連解毒湯을 쓰면서 約 四個月治療하였읍니다。그 結果 患者는 아픈 症勢가 없어지고 身體에 氣運이 回復되었읍니다。 그러자 이웃의 主治醫는 이때까지 患者가 衰弱해있기 때문에 手術을 遲延시키고 있었는데 힘이 回復되자 手術

하는 것이 좋다고 하기에 어느 大學病院에 入院하여 手術을 받았읍니다。 그러자 手術하여 切斷한 胃는 潰瘍이 거의 治癒되어 있었다 합니다。 胃潰瘍은 手術하지 않아도 잘듣습니다。 그러나 이제곧 구멍이 뚫어질 경우나 大出血이 일어날 程度면 急히 手術을 받지 않으면 안됩니다。 手術을 받는것이 좋은가는 醫師와 잘 相議하여야 합니다。 또 漢方療法도 素人療法은 危險하기 때문에 漢方專門의 醫師에 맡겨야 합니다。

其他의 養生法

(食事) 現代醫學에서는 手術을 要할 程度가 아닌 胃潰瘍은 食事의 注意만 가지고도 治療한 時代가 있었읍니다。 이 病은 食事의 注意가 極히 重要합니다。

① 絶食＝出血했을때는 一、二日絶食합니다。 그동안은 입에 넣기는 漢方藥만으로, 목이 말라도 되도록이면 물로 목을 적실 程度로 참아야 합니다。

② 流動食 又는 半流動食＝出血이 끊이면 처음은 少量攝取하고 徐徐히 增을 增加해가도록 합니다。

③ 取해서 좋은 食物＝重湯、葛湯、牛乳、豆乳크림、野菜스ー프 등으로 始作해서 차츰 半流動食으로하여 좀된죽、감자 豆腐 自身의 海魚等을 取하도록 합니다。

④ 나쁜食物＝香辛料調味料를 많이 使用한것 커ー피 알코올類、煙草등은 禁한다。 알콜이 胃潰瘍의 原因이 되지 않는다는 說이 있으나 潰瘍이 된것은 直接刺戟해서 潰瘍을 惡化

시킵니다. 煙草도 「니코친」에 의해서 自律神經의 緊張을 亢進시키기 때문에 胃의 過緊張이 생기고 胃液分泌가 過多하여져 惡化됩니다. 脂肪類나 肉類、糖分이 많은 食物、酸이 많은 食物도 좋지 않습니다.

⑤ **慢性症의 境遇의 注意**＝前例와같은 慢性時는 물과같은 粥만 먹고 있어서는 體力이 衰하여 病의 回復力도 생기지 않습니다. 그렇다고 一般人은 곧 榮養을 取함에는 脂肪이나 肉類를 取하면 좋다고 생각하나 그렇게하면 病은 곧 惡化됩니다. 榮養을 取함에 있어서도 肉類나 脂肪이라야 되는 것이 아닙니다.

出血도 없고 痛症도 輕할때는 主食이 較한 米飯이나 빵 或은 麵類도 좋습니다. 副食은 總論이나 胃酸過多症欄에서 말한 것을 먹으면 됩니다.

(安靜) 痛症이 甚한때 出血할 때는 勿論絶對的安靜이 必要합니다. 症狀이 輕할때도 過敏한 勞動은 絕對的으로 避하지 않으면 안됩니다. 또 精神의 安全도 肉體의 安全과같이 重要하며 언제나 精神의 緊張을 풀고 平靜한 精神狀態로 있는것이 養生의 秘訣입니다.

慢性胃가다루(胃炎)

胃가다루는 症狀이 前述한 胃下垂, 胃酸過多症, 胃下垂등의 境遇와 恰似해서, 여러가지 症狀이 나오는 것입니다. 慢性의 胃炎엔 出血하는 일도 있고 胃潰瘍과 같을 때도 있읍니다. 治療는 以上과 같은 病들과 같이 行하면 되겠읍니다.

慢性胃가다루의 實例와 治療法

A 恒常胃腸이 아프다

問 拜啓, 除禮하옵고, 저는 今年 九月中旬頃(約三個月前)부터 胃腸의 아픔을 느끼게되어 十月 一日 京大病院에서 診察, 其後 X레이, 肝臟의 機能檢査등 充分한 診察을 받아 봤읍니다만 그 結果 胃腸이 거칠어져 있을 뿐 다른 支障은 없다해서 醫藥의 服用을 그 後 繼續하고 있으며 食事도 흰죽과 빵등 其他 消化되기 쉬운 것을 먹고 靜養하고 있읍니다마는 胃腸의 痛症은 如前하고 술도 담배도 禁하고 있읍니다. 좋은 漢方藥을 가르쳐 주십시요

答 이분에게 좋은 處方은 黃連解毒湯이나 安中散등이 좋겠읍니다.

體格의 頑强한 튼튼한 분은 黃連解毒湯이 좋고 嘔氣가 있으면 半夏瀉心湯이 좋을 듯 합니다. 또 滯症이 甚한 분엔 安中散이 좋습니다. 萬一 體格體質이 좋지 않는 그리고 瘦瘠하고 顔色이 蒼白한 사람에게 人蔘湯이 좋을 것입니다.

B 少食하여도 명뼈밑이 아프다

問　저는 二年前부터 慢性胃炎으로 苦生하여 있읍니다. 少食하여도 명뼈밑이 아파지고 陸腹해지면 아프고 여위어서 現在 十一貫八百밖에 나가지 않습니다. 治療法을 가르쳐 주십시요 血壓도 때때로 낮아지고 이마(額)附近이 아플때가 있읍니다.

答　이분은 病으로서 十一貫八百으로 여위었다고 하는데 身長과 體重의 比率이 어떻게 되는지 알수 없읍니다. 퍽 瘦弱한 분이면 人蔘이 좋겠으나 萬一 前에 比해서 여윈 便이나 普通人에 比해서 그렇게 여윈 便이 아니라면 香砂六君子湯湯이 좋겠읍니다. 香砂六君子湯은 六君子湯을 쓰고 싶은 때에 胃나 腸이 痛症을 내는 境遇에 쓰는 處方입니다.

胃가다루와 胃潰瘍과는 別다른 病이나 症狀이 잘 닮아서 一般的으로 症狀이 輕한 것은 胃가다루이며 症狀이 重한 것은 胃潰瘍이라고 生覺해서 좋으리라 生覺합니다.

漢方療法에서는 胃가다루의 治療는 胃潰瘍이나 胃酸過多症의 境遇와 共通하여 여기에서는 詳述함을 避하겠읍니다.

여러가지 養生法도 胃潰瘍의 輕症의 欄과 胃下垂의 欄을 參照하십시요

常習便秘

便秘의 原因

便秘란 症狀은 여러가지 病의 症狀으로서 생깁니다。 그렇게 重한 病이 없는 데도 恒常便秘하는 것을 常習便秘라고 부르고 있읍니다。

便秘의 原因인 腸의 運動이 鈍해서 大便이 나오기 힘드는 麻痺性便秘와 腸의 一部가 痙攣해서 大便의 通過가 困難해지는 痙攣性便秘와 腸의 一部分이 癒着등으로 狹少해져서 大便이 快通하지 않는 것이 있읍니다。

常習便秘의 原因도 여러가지 있어 一言으로 說明할 수 없읍니다。 따라서 그 治療法도 사람에 따라서 相違합니다。

常習便秘의 實例와 治療法

A 結核回復뒤의 婦人의 便秘

問 저는 三十五歲의 獨身의 女性으로서 結核回復者입니다。 化學療法으로서 가슴은 좋아졌으나 一年前부터 甚한 便秘때문이지 氣運이 없고 每日누워서 歲月을 보내고 있읍니다。 朝

夕으로 四十分程度 일어나 있으면 눈이 도는 것같아서 누워버립니다。 그러나 누우면 平安해집니다 일어나서 가슴을 벌리고 위를 쳐다보는 姿勢를 取하면 特히 좋지 않고 엎드려 있으면 平安합니다。

體內의 어딘가가 縮少되어 버려、일어나면 당기는 듯한 感이 듭니다。 이것이 便秘와 무슨 關係가 있지 않는가하고 혼자서 生覺을 하고있읍니다。

浣腸이나 下劑가 아니면 絕對로 通便이안되고 그것도 요사이는 나오기 힘듭니다。 玄草 甘草等을 오래동안 煎服했읍니다。 처음엔 이것을 맞어면 三日에 一回程度 나오게되어서 每日通便 시킬 生覺으로 多量服을 한즉 下痢해서 腹部가 不快해집니다。

唐大黃이 좋다는 所聞을 듣고 새끼손가락 程度의 分量을 맞은즉 처음二、三回는 八時間後에 氣分좋게 通便이 되었는데 요지음은 腹部가 不快하여질 뿐 不通입니다 分量을 增加시키면 下痢하고 腹痛이 나서 不快합니다。 아직까지 異常하게도 胃는 아무런 支障이 없읍니다。 오직 滿腹하면 胃附近의 가죽이 縮少되는듯한 感이多 少있기는 합니다。

食事는 무엇이든지 맛있게 많이 먹고 싶기는 하나 便秘때문에 먹을 수 없읍니다。

二日쯤便秘하면 배꼽附近이나 下腹에 무엇이 停滯되어있는듯 하는、무엇이 붙어있는듯 하는 무거운 感이 들어 氣分이 나쁘며 반듯이 누울 수도 없고 때로는 夜中에 잠이깨 버립니다

結核의 症狀은 別無합니다。 오직 月經前 二週間은 三十七度 程度의 熱이나나 別苦痛은 없읍니다。

누워있으면 便秘以外의 아무 苦痛은 없읍니다 手足도 따뜻합니다。 오직 누워서 손에 책을

쥐고 讀書하면 右耳(左耳때도있다)가「웅」하면서 막힌듯한 感이 생길 때가 있으며 讀書를中止하면 곧 없어집니다。今年 三月엔 特히 그 症勢가 甚하였고 게다가 일어나면 명뼈밑 附近에 무엇이 막힌듯한 感이나고 그것이 차츰차츰 上昇하는듯 해서 마침내는 목이 막힌듯 해지고 목을 左右로 움직일 程度로도 甚하게 느껴 졌읍니다 그러나 食事할 때나 무엇을 먹을 때는 아무렇지도 않읍니다。 한번 醫師를 찾을 갔을때 이런 이야기를 한즉 異常하다 하면서 問題視하지 않읍니다。

저의집은 동생이 結核患者로서 今年九年째 입니다。 저는 그 동생의 看護하고 있는中에 發病했읍니다。 그 동생이 「마이싱」을 注射하면서 喘息의 持病이있는 母親과 二人이 저의 看病을 해주었 읍니다。 母親은 兄夫婦와 우리두 사람 사이에서 喘息이 甚해 졌으며 또 동생이 過勞해서 더 惡化되지는 않을까하는 念慮에서 不安하고도 어려운 生活을 繼續한것이 便秘의 原因이 된 것이 아닌가 혼자서 生覺하고 있읍니다。

이때까지 「맛사―지」도 해보고、鹽水를 마셔 보기도하고 뜸(灸)도 해 봤으나 조금도 効果가 없읍니다。 배꼽위의 溫灸가 特効하다기에 큰 期待를 가져 봤으나 効果가 없어 失望도 했읍니다。 先生任! 저에게 光明을 던저주시기를 빕니다。

答 이분은 自身의 生覺에도 근심 걱정등이 便秘의 原因이 아닌가 하고 말하고 있듯이 精神作用으로서 便秘할 때가 있읍니다。 옛 사람들은 이와 같은 便秘를「癎症의 便秘」라고 말하였읍니다。 이분의 書信을 보면 便秘以外는 아무런 症狀도 없다 하면서 그 呼訴는 너무나 많

고 그것도 그모두가 神經症狀입니다 게다가 이분이 便秘에 對한 關心이 異常할 程度이며 二日동안 便秘하면 말할 수 없을만큼 苦痛스럽다고 합니다 그러나 女子에겐 便秘하는 사람이 흔히 있고 一日이나 二日便秘하는 例는 너무 흔하며 이 程度로서는 아무렇지도 않게 生覺을 하고 있을 程度입니다。 그中에는 一週日동안 便秘하여 또 그렇게 苦痛이 없는 사람도 있읍니다。

이분은 처음에는 病이나 여러가지 일에 念慮했기 때문에 精神作用부터 自律神經의 異常을 招來하여 便秘가 생겨났고 그 뒤는 便秘에 對한것을 恒常念慮하여 그 症勢가 一層 甚해진것이 아닌가 生覺됩니다。

나의 醫院에 一年前에 이와 같은 患者의 父親이 相談次 찾아 왔읍니다。 患者는 四十歲의 婦人으로 아이들이 두사람입니다。 十年前에 人工姙娠中絕의 手術을 받고 腹膜炎이 되어 그後로 恒常腹痛이 繼續하고 便秘가 甚해져 浣腹아니하면 到底히 通便되지 않는 狀態가 되었다。 十年동안 누워서 여러가지 治療를 받았으나 好轉되지 않는다는 것입니다。 依賴를 받고 나는 遠距離를 往診했읍니다 가서본즉 여위고 衰한 狀態는 形容하기 困難할 程度이며 大小便도 누운채로 받고있는 狀態였읍니다 그리고 症狀으로서는 소리(聲音)에 對해서 敏感하고 밤에도 잠을 잘 수 없고 不安感이 强하고 頭重、恒常 頭痛이있다는 것입니다。

나는 이 患者의 便秘는 癎症의 便秘라고 生覺했읍니다。 또 身體가 衰弱해져 있기 때문에 下劑는 使用하지 않기로 했읍니다。 그래서 腹膜炎의 治療와 倂行해서 便通을 시키기 爲해서 人蔘湯과 桂枝加芍藥湯의 合方을 投與했읍니다。 그러자 腹痛은 차츰 없어지고 通便도 잘 되어서 最近엔 매우 健康해 졌읍니다。 그래서 十年동안의 누워있는 生活을 清算하고 外出도 하게 되었읍니다。 그러나 以上의 處方엔 下劑가 包含되어 있지 않읍니다。

便秘하면 곧 下劑를 쓰든지 浣腸하든지 하는 것이 一般의 常識으로 되어 있으나 되도록이면 下劑浣腸의 方法을 쓰지않고 自然히 通便되도록 바라고 싶읍니다。 또 下劑를 쓰는데 있어서도 漢方藥의 下劑는 잘만 쓰면 極히 少量으로서도 氣分좋게 自然便이 나오게 됩니다。

常習便秘의 사람이 每日아침 鹽水를 마시면 通便된다 해서 長年實行하고 있는 분이 있읍니다마는 사람에 따라서는 그것으로도 잘듣 境遇가 있읍니다 그러나 鹽水를 오래 마셔서 高血壓症에 걸린 사람을 診察한적이 있읍니다。 鹽을 過度하게 取하면 「아도레나린」의 分泌가 높아져서 血壓을 높이게 됩니다 그래서 中年以後의 사람은 鹽水를 常用하는 것이 注意를 要합니다。 또 胃下垂症이나 胃아토니 症이있는 사람은 水分을 大量하게 取하는 것이 좋지 않읍니다。 水分이 停滯해서 여러가지 症狀이 생길때 가 있읍니다。 그것보 다도 昆布를 가늘게 실어서 그릇에 三十그램 程度 넣어 물을 부어서 하로밤두고 翌日아침에 食前에 그물을 마시면 좋읍니다。 그때 昆布도 軟해져있으니 같이 먹으면 더욱 좋읍니다 그것으로 輕한 便秘가 治癒되는 일이 있읍니다。 이 方法은 高血壓患者에게도 勸합 수 있읍니다。

이분도 下劑는 쓰지 않는 것이 좋겠읍니다 이때는 神効湯이나 桂枝加芍藥湯이 좋겠읍니다

神効湯은 腹膜炎뒤에 癒着이 생긴사람 盲腸이나 子宮등의 手術한 뒤 癒着이 생긴분의 便通이 氣分좋게 안되고 까스가 고여서 腹部가 부르며 아프게될때 쓰면 좋읍니다。 또 胃下垂症이나 胃아토니 症등이 있어서 便秘에 困難을 느끼는 분에도 좋읍니다。 萬一 이러한 분이 下

劑를 먹으면 腹部에 痛症이 생기든지 막힌듯한 不快한 氣分이 생겨서 快通하지 않을 때가 많읍니다。 境遇에 따라서는 神効湯에 芍藥을 加해서 쓰면 좋을 때도 있읍니다。

桂枝湯加芍藥은 平素虛弱한 사람의 便秘나 胃下垂症이나 胃아토니 症이 있어서 便秘하는 분에게 좋은 處方입니다。 이 處方엔 下劑가 들어있지 않으나。 腸이 痙攣해서 便秘하고 있는 境遇에 腸의 運動이 調整되어 自然히 便通이 되는것입니다。 또 腸의 運動이 弱化되어 便秘되고 있을땐 大黃을 조금 (一回分에〇、五瓦)넣으면 下痢를 하지않고 大便이 快通합니다。

나의 知人의 夫人이 언제나 便秘하여 肩凝도 있어고 생하고 있었읍니다。 腹部를 본즉 그렇게 硬하지는 않으나 多少불룩한 便이 었읍니다。 잘 보니 胃下垂가 있었읍니다。 이분에겐 桂枝加芍藥湯에 大黃을 加하여 쓰니 通便도 곧 되고 肩凝도 풀려없어 졌읍니다。

B 胃가나쁘며 血壓이 높은 五十歲의 男子

問 前略 저는 左記와 같은 症狀으로서 苦生하고 있아오니 治療의 方法을 下敎하여 주십시요。 저는 五十歲의 男子입니다만 元來 胃는 좋지 않는 便입니다 겨울엔 異常이 없으나 여름엔 여위여 形便없니읍다 慢性의 便秘症이라고 합니다。 健腦丸등의 下劑를 服用하면 便通이 되기는하나 長期間 繼續하여 服用하면 胃腸이 나빠지는 것 같고 不愉快한 氣分이 납니다。 食物이 完全히 消化吸收되지 않는 듯 합니다。

日常의 野菜果物에 依한 食物療法같은 것도 저의 便秘엔 조금도 効果가 없읍니다。 以上의 症勢에 對해서 便秘의 關係인지 血壓도 一六〇에서 一七〇程度될 때가 있읍니다。

治療法을 가르쳐 주십시요。

答 이분에게는 **黃連解毒湯加**大黃(煎藥)이나 大黃이든 **黃連解毒丸**(丸藥) 或은 前述한 **桂枝加芍藥湯**에 大黃을 加한處方이 좋으리라 生覺합니다。

黃連解毒湯은 胃가 좋지않고 胃가 부르든지 아프든지 消化不良등이 있어서 上氣가 있든지 血壓이 높아지든지 便秘하든지 할때 쓰는 處方입니다。 黃連解毒丸은 丸藥이기 때문에 簡單히 服用할 수 있기 때문에 便利합니다。 健脳丸이란 賣藥에 對해서는 알지 못합니다。

C 顏面에 기미가 생긴 婦人

問 저는 四十八歲의 女子、살은 中等、血色은 不良합니다。 食欲은 매우좋음、食物은 野菜를 좋아함 大便은 五日 又는 七日에 一回式하되 少量。 以上과같은 狀態로서 數年前 부터 便秘症에 걸리고 있읍니다。 賣藥의 下劑로서 便通을 시키고 있읍니다。 그藥도 요지음은 普通量으로 선듣지 않고 多量服用해야 합니다。 服用한 翌日은 배가 아파집니다。 食事를 過食하면 肩견이 생기고 頭痛이나며 頭顏首가 甚히 가려워 집니다。 그러한 가운데 不知不識間에 얼굴에 薄黑色의 기미(肝班)같은 것이 나왔읍니다。 이것도 便通이 每日없기 때문인가 生覺합니다。

昨年여름때 顏、首部가 가렵고 數日後엔、 頑癬과 같이되고 病院에서 尿檢査를 한즉 肝臟이 나쁘다합니다。 어느분에게 漢方藥이 좋다는 消息을 들었읍니다。 下敎하시압

答 이분도 相當히 甚한 便秘입니다만 顏部의 薄黑色의 肝班은 便秘 보다는 更年期頃의 年齡으로 봐서 홀몬 調節의 異常이 아닌가 生覺됩니다。 이때는 桃核承氣湯이 좋읍니다。

桃核承氣湯은 體力이 中等以上으로서 살이 中等 或은 그 以上으로 붙은 體質의 사람이 月經不順이나 上氣하여 얼굴에 肝班(기미)이 생기거나 便秘할때에 쓰는 處方입니다。 萬一 肝臟이 實際로 나쁘다면 大柴胡湯에 大黃을 加해서 씁니다。 (大柴胡湯에 對해서는 後述하겠음

D 腹部가 불룩하여 숨이 가쁘며 잠이 안온다

問 저는 二十一歲의 女性입니다만 어린때부터 왠일인지 몸에 힘이 하나없고 每事에 곧 실증이 나기 쉽읍니다。 四年間 便秘로서 苦生하고 있읍니다。 病院에 다니고 있어도 効果가 없고 藥도 여러가지 使用했으나 全部 一時的입니다。 食後는 명뼈밑이 불려서 숨이가쁘고 머리가 내머리인지 분간할 수 없읍니다。 心臟이 弱해져서 밤에 잠이 안옵니다。 어느 有名한 醫師의 診斷에 依하면 肝臟病이라 합니다。

이때까지 죽음을 決心한적도 여러번 있었읍니다。 빨리 健康해서 밝은 每日을 보내고 싶은 氣分으로 이 書信을 씁니다。

答 이분도、C人도 肝臟이 나쁘다고 하는데 肝臟이나빠서 食後腹部가 불러진다면 大柴胡湯에 大黃을 加한 것이 좋겠읍니다。

大柴胡湯은 骨格이 튼튼한 사람이 명뻐로부터 脇腹에 걸쳐 肋骨의 바로 下部가 불러 있는

듯하여 여무고(固) 눌리면 아프고、腹胸이 괴롭고 肩凝해서 便秘하는 사람에게 쓰며、高血壓의 境遇에도 좋습니다。 大柴胡湯의 大黃의 量은 便秘의 程度에 따라서 加減합니다。

또 이분은 自身이 心臟이 弱하여져 밤에 잠이 안온다고 말하고 있읍니다만 이것은 多分히 動悸가하여 不安感을 가지며 밤에 잠이 안오는 것이아닌가 生覺합니다。 그럴때에는 柴胡加龍骨牡蠣湯이 좋겠읍니다。

柴胡加龍骨牡蠣湯은 大柴胡湯을 쓸수있는 腹狀의 사람으로서 頭痛、目眩、疲勞感、動悸 不眠등의 症狀이있어 便秘할 때쓰며 肝臟이 나쁠 때도 쓰면 좋읍니다。

E 어린時節부터 便秘때 때로微熱이난다

問 저는 十九歲의 未婚女性으로 去年四月에 就職했읍니다。 어린때부터 便秘가 잦고 去年五月부터 極히 甚하 여져서 知人으로부터 가르쳐준 漢方藥「荊那」를 먹으면서 今日에 이르렀읍니다。 그러나 最近엔 藥의 惡臭때문에 딸릴(煮)때부터 곧 嘔吐感이 생기고、마실 때는 菓子와 같이 코를쥐고 먹읍니다。 그런데 一週間에 겨우 一回의 通便이 있읍니다。

그리고 이 便秘의 탓인지 어떤지는 알수 없으나 時時로 微熱이 나고 肩凝이 생깁니다 그것은 再昨學에 가벼운 肺侵潤에 걸린 탓인지는 알수 없읍니다 그런데 무엇을 조금 먹어도 急히 胃가 불러지고 밤에 就寢할때 呼吸이 괴로워지는때도 있고 空腹感을 느낄때가 없읍니다 그런데도 不拘하고 體重은 점점 增加합니다。(元來부터 좀 肥大한 便입니다)

大槪、이와 같은 狀態입니다。 時日이 要하는 것은 相關없으나 自然히 便通이 되도록 하는

漢方藥을 가르처 주십시요。

F 便秘가있고 얼굴에 무엇이 돋아난다

漢方藥의 相談을하고저 하오니 가르쳐 주십시오。

저는 洋服店을 經營하고 있읍니다。 일때문인지 肩凝이 생기고 便秘症으로서 고생하고 있읍니다。 그리고 數個後에 結婚豫定이 온데 얼굴에 자꾸 무엇이 돋아나와 苦悶하고 있읍니다 더위의 탓인가 生覺하고 放置해 두었으나 아직낫지 않게 때문에 어찌하면 좋을지 모르겠읍니다。

內科나 皮膚科에가도 放置해 두는 道理밖에 없다고 합니다。 요사이는 藥局에서 「지올」을 사서 쓰고있으며、通便用으로는 「몽골세븐」을 服用하고 있고 外用으로는 「몽골液」을 使用하고 있읍니다만 아직 아무런 變化가 없읍니다。 무슨 좋은 方法이 없겠는지요。

答 이분도 E人도 便秘엔 大柴胡湯이 좋으리라 生覺합니다만 무엇이 돋아 나오는 것과 肥大症을 고치려면 **防風通聖散**이 오히려 좋겠읍니다。

防風通聖散은 體力이 있는 肥滿體質의 사람이 血壓이 높아졌을때나 皮膚에 무엇이 돋아 나오거나 腹痛이나 身體에 痛症이 있어서 便秘할때 씁니다。 E人은 時時로 微熱이 난다고 하는데 大柴胡湯의 柴胡가든 處方은 이와 같은 데에도 좋습니다。

또 旃那는 駿下劑로서 强한 下劑이며 그것이 몸에 맞는 분은 적고 大概의 使用者는 腹痛

을 냅니다。 이렇게 單味(處方이로 하지 않고 單獨) 쓰는 것은 차츰 量을 增加시키지 않으면 안되게 됩니다。 그리고 煎那의 냄새나 나쁘다는 것은 그것이 身體에 맞지 않기 때문일 것입니다。 漢方藥은 아무리 냄새가 大端하여도 몸에 合當한 藥은 크게 苦痛없이 마실 수 있게됩니다。

G 子宮癌의 手術後의 甚한 便秘症

問 三年前에 子宮癌의 大手術을한 저自身은 죽음의 恐怖에서 救出되어 겨우 生의 기쁨을 맛보게 되었읍니다。 그런데 어찌된 셈인지 그날부터 頑固한 便秘에 걸렸읍니다。 當分間은 醫師의 말씀같이 手術에 依한 腸의 弱化에서 온 것이라 믿고 浣腸에 依한 排便을 했읍니다마는 半年이 지나고 一年이 지나도 依然히 頑固한 便秘는 낫지않읍니다。 食餌療法과 여러가지 藥도 服用해 봤으나 効果가없어 三年동안 浣腸만하고 排便하고 있읍니다。 어떻게 하면 自己힘으로 排便할 수 있겠읍니까 先生任의 漢方藥으로서 저의 頑固한 便秘를 고쳐 주십시요。

答 이분은 子宮癌의 手術뒤 便秘하게 되었다하는데、 그것은 大手術로 責體가 弱해졌거나 或은 癒着이있어 腸에 狹少한 部分이 생긴때문일 것입니다。 이와 같은 때에도 前述한 神効湯이나 桂枝加芍藥大黃湯이 좋을 때도 있고 **潤燥湯**이 좋을때도 있읍니다。

潤燥湯은 老人이나 産後、 或은 大病後、 手術後등 身體가 弱化해서 使通할 힘이 衰弱했기

나。腸에 狹少한 部分이 생겨서 大便이 通하지 않게 되었을때 잘 듣읍니다。

나는 二年前에 直腸癌의 老人을 診察했읍니다。 그 患者는 大便이 잘 안나오게 되었기 때문에 腹部에 구멍(穴)을 뚫어서 人工肛門을 만드려보려고 外科醫師가 말하고 있을때 였읍니다 그때 潤燥湯을 服用시킨즉 하로만에 便通이 되어서 腹部의 脹痛感이 곧살아져 病이 一時에 好轉된 일이 있읍니다。

또 저의 母親은 腸에 狹窄이 있어 時時 便秘하고 그것이 甚하여지면 腸閉塞의 症狀이 되어 甚한 腹痛으로 苦生했읍니다。 그때 小承氣湯을 服用시키니 三十分後 「까스」가 나오며 腹痛이 中止되어 直時 通便이 되었읍니다。 小承湯은 中肉以上의 身體가 튼튼한 사람으로서 便秘하면서 腹痛이 나타나고 있을때 좋은 藥입니다。

H 胃腸이 弱하며 便秘가 자주 생긴다

問 저는 四十三歲의 男子로서 平常時부터 胃腸이 弱하며 便秘를 자주합니다만 下劑를 마시면 크게 腹痛이 생겨면서 十日間以上이나 下痢가 끊지지않고 그때문에 퍽 全身이 衰弱해 버렸읍니다。 때문에 下劑는 못먹겠고 때때로 浣腸합니다。 그때 나오는 大便은 마치 토끼똥처럼 똥굴똥굴합니다。 浣腸의 習慣이 생겨도 困難하기 때문에 自然히 便通되도록 하고싶으나 무엇이 좋겠읍니까

答 이분은 多分 胃下垂症이나 胃아토니 症이 있는 胃腸의 虛弱한 사람일 것입니다。 이와

같은 분은 便秘가 자주 생기면서도 곧잘 下痢가 생기고 下痢가 始作하면 좀처럼 끊지지도 않는 境遇가 자주 있읍니다。 下劑를 써도 그와같으며 腹痛이 생기면서 便通이 너무 過度해서 오히려 氣分이 나쁘며 게다가 下痢가 좀처럼 막히지 않는 일이 생깁니다

이와같은 분은 下劑는 되도록이면 쓰지 않는것이 좋고 食物에 注意하면서 漢方藥을 쓰는 것이 제일 좋읍니다。 그와같은 때는 漢方에서는 下劑를 쓰지않고 胃下垂症欄에서 說明한 六君子湯이나、 人蔘湯등을 쓰며는 胃腸의 狀態도 좋아지고 便通도 自然히 좋아지게 됩니다。 그때 그처럼 衰해져 있지않으면 六君子湯이 좋고 衰弱해서 手足이나 身體가 冷하게되면 人蔘湯도 좋고 萬一 便泌하면서 또 下痢하면서 하는境遇는 眞武湯이 좋겠읍니다。

1 老人에게 쓰이는 通便藥

問 저의 母親은 今年八十三歲로서 至極히 健康합니다만 便通이 뜻대로 되지않아 인제나 苦生하고 있읍니다。 老人들이 服用하여도 支障이 없는 藥을 가르쳐 주십시요。

答 老人의 便泌에는 前述한 潤燥湯도 좋고 또 麻子仁丸이라는 藥도 좋읍니다。 어느것이나 緩和한 下劑입니다만 手術하지 않으면 안될 程度의 便秘에도 効果가 있을때가 있읍니다。 또 麻子仁丸은 丸藥이 기때문에 常用함에는 便利하다고 生覺합니다。

大黃의 使用法

大黃은 漢方의 下劑로 쓰이는 主要한 藥입니다。 우리들이 쓰고있는 것은 唐大黃이라고 부르고 있읍니다。 唐大黃中에도 여러가지 種類가 있고 **金紋大黃**이라 부르는 것이 가장 質이좋읍니다。 그래서 같은 唐大黃이라도 品質에 따라서 効果가 다르기 때문에 그 効果를 一定하게하려면 언제나 良質의 것을 常用하도록 합니다。 普通의 下劑는 一旦通하게되면 반드시 下痢便이 됩니다마는 漢方藥은 特히 大黃은 바르게쓰면 普通便과 조금도 다름없이 되고、普通의 下劑처럼「삐삐」하고 소리를 내면서 나온다든가 腹痛이 甚하다든가 하는 일은 없읍니다。 그러나 漢方의下劑(大黃)의 바른 用法은 大黃單味로 쓰는 境遇는 없고 반드시 他의 藥과 組合한 處方으로서 使用합니다 그래서 그때 어떠한 藥과 組合하느냐、 어떤한 處方과 함께 使用하느냐를 診斷하여 또한 大黃의 量은 어느 程度가 좋은가를 생각하는 것입니다。 그렇게하면 大黃의 量은 적어도 充分한 効果가 있고 一般의 下劑와 같이 常習이 되는 일도없고 오래써서 効果가 없어지는 일도 없읍니다。

其他의 養生法

食物은 便通과 關係가 깊읍니다。 野菜나 보리 玄米등의 纖維는 腸의 運動을 높이고 便通

을 好調하게 합니다마는 肉類나 糖分은 大便의 粘度가 높아 져서 便秘하기 쉽게 됩니다。以前에 나는 이와 같은 일이 있었읍니다。 어느날 어느곳에서 쇠고기를 불고기로해서 많이 먹었읍니다。 그후 어찌된 셈인지 단(甘)것이 자꾸 먹고싶어 많이 먹었읍니다。 그러자 甚한 便秘에 걸려 그것도 便意는 있어도 便通이 되지 않게 되었읍니다。 그때 너무나 便秘가 甚하여 大便이 肛門의 가까이에서 굳어져 그것이 마개(栓)가 된것 같았읍니다。 그것을 손수 파내어서 겨우 便이 나오게 되었읍니다。 그때는 참으로 苦痛스러웠읍니다。 그후로 나는 肉類나 甘味는 되도록이면 많이 안먹도록 注意합니다。 내 自身이 便秘한 것은 그때 한 번 뿐이고 每日 아침에 一回式입니다。

또 앞에서 精神狀態에 依하여 便秘하는 例話를 했읍니다만 그 點도 重要합니다。 恒常 걱정을 한다거나 怒하고 있으면 便秘하는 일이 자주 생깁니다。 언제나 明朗하게 지내면 身體도 健全합니다。 그것은 便秘를 防止하는 하나의 秘訣입니다。

慢性의 下痢

慢性의 下痢를 일으키는 原因에는 여러가지 病이있으나 主要한것은 慢性腸炎、直腸潰瘍及潰瘍性結腸炎、腸結核、神經性下痢등이 있읍니다。

漢方에서 慢性의 下痢에 잘듣는 處方은 眞武湯、人蔘湯、蔘苓白朮散、甘草瀉心湯、胃風湯柴胡桂枝湯등이 있읍니다。

慢性下痢의 實例와 治療法

A 長年의 下痢

問 저는 五十四歲의 女子로서 오래도록 腸炎 脚氣등에 苦生하였읍니다。病狀으로서는 就寢하면 腹鳴이 생기고 그 翌朝下痢를 합니다。

그리고 때로는 便秘하고 또 下痢하면서 되풀이하며 每日보내고 있읍니다。이와 같이 下痢가 繼續되는 것은 腸이 弱化해서 榮養의 吸收가 不可能하기 때문입니까、醫師는 무엇이든지 잘 먹도록 시키나 現在의 狀態로서는 到底히 잘 먹지못합니다 어떻게하면 下痢와 腹鳴이 없어지고 食事도 잘할 수 있게 되겠읍니까、自身도 이것은 不治의 病이라고 諦念하였읍니다만 闘病은 괴로운 것입니다 이와 같은 事情에 놓여 있아오니 治療法을 詳細히 가르쳐 주십시요。

答 이와같은분은 體力이 衰弱했져 있기때문에 下痢가 中止되지 않으며、長久히 下痢가 繼續하기 때문에 體力이 점점 損失되고 이와 같이 자꾸 되풀이 됩니다。그렇다고해서 體力을 增進시키기 爲해서 濃厚한 食事(肉食、油類)를 많이 取하면 下痢는 점점 고치기 힘들게되고 오히려 體力은 低下됩니다。

그래서 이와 같은분은 眞武湯이라는 藥을쓰며、食事는 되도록 淡白한 것을 取하도록 하면서 차츰차츰 體力을 養成하도록 합니다。

眞武湯은 衰弱한 體力으로 冷性이며 下痢하기쉽고 下痢가 始作하면 좀처럼 끊치지 않는때에 使用합니다 이와 같은분의 腹部는 軟하며 힘이 없고 彈力이 없으며 명삐밑이나 배꼽 근방에서 振水音이 납니다。또한 腹部가 납작하게 여위어있으면서 腹部가 매우단단한 板子를 부친듯한 때가 있읍니다。

이분이 萬一 그렇게 衰弱해 있지않고 食事도 웬만큼 먹을 수 있고 그래서 腹鳴가 있고 下痢를 한다면 甘草瀉心湯이 좋겠읍니다。甘草瀉心湯의 使用法은 後述하겠읍니다。

B 大學進學을 斷念한 慢性下痢의 靑年

問 저는 十九歲의 男子입니다만 二年前부터 胃腸을 나쁘게하여 苦生하고 있읍니다。食欲

은 있으나 먹으면 곧 便所로 가고싶고, 가면 下痢합니다 하루에 二, 三回 때로는 三, 四回도 下痢합니다. 腹部는 크게 아프지는 않으나 언제나 불러서 「까스」가 고입니다. 그때문인지 매우 여위어 顔色도 좋지 않읍니다.

病院의 藥을 먹으면 二, 三日間은 中止되나 中止되면 腹部가 불러서 괴롭고 목이 말라서 食欲이 떨어집니다. 그래서 그후 또 下痢합니다.

腸結核의 疑心으로 「스토마이」의 注射도 맞았읍니다. 一時는 暫時 좋아졌으나 또 되돌아 갑니다. 그때문에 大學에의 進學도 斷念했읍니다. 食事도 흰죽, 自身의 魚肉, 豆腐, 野菜, 사과등을 먹고 있읍니다. 漢方藥으로서 고치고 싶읍니다. 잘 指導하여 주세요.

答 이분도 眞武湯이 좋겠읍니다 眞武湯으로서 下痢를 고치게되면 普通의 下痢藥과 같이 下痢는 中止되었으나 腹張이생기고, 氣分이 나빠지는 일은없고 食欲도 좋아지고, 元氣도 좋아지며 健康하게 됩니다.

二個月前에 나에게 한 靑年이 診察을 받으려 왔읍니다. 여위고 顔色이 나쁜 靑年이었읍니다. 病狀은 오래도록 下痢를하여 여기저기 病院에서 數없이 治療를 받았으나 조금도 効果가 없었읍니다. 어느 大學에서는 自律神經緊張症에 依해서 下痢(神經性下痢)로 보고 精神安定劑를 주었는데 곧 服用한즉 一時는 下痢가 中止되었으나 그후는 다시 下痢가 繼續하여 무슨 藥을써도 百藥이 無効하였다고 합니다.

患者는 疲勞하기 쉽고 根氣가 없으며 大學에서 무슨 研究를 하고있다 하는데 조금도 일의

能率이 오르지 않다고 합니다.

診察한즉 여위어 腹部가 푹꺼저서 명뻐밑에 振水音이 甚합니다 내가 「胃下垂가 있어요」하고 말하니 「X래이結果 조금 胃가 下垂되어있다고 합니다」라고 答하였다.

이 患者에게 眞武湯을 주었는데 一個月程度 지나서 下痢가 없는 때가 생기고 그후 점점 好轉되어 下痢가 줄어지고 있읍니다. 아직 二個月程度의 治療를 받는 中인데 完全히 治癒되려면 服藥을 더 繼續하여야 됩니다.

眞武湯은 이와같이 神經性의 下痢에도 効果가있고 腸結核에도 쓰입니다.

C 慢性病 가다루로 苦生하는 中年婦人

問 저는 十年前에 急性大腸가다루에 걸렸읍니다 充分한 養生을 못했기 때문에 慢性의「腸가다루」가 되고 오늘에 이르렀읍니다. 그間 좋다고하는 것은 모두해 봤읍니다. 溫灸도 하고 玄草도 따려서 먹었읍니다. 玄草를 먹고있는 途中은 좀 좋은 便이나 中止하면 또 한가지입니다.

症狀은 下痢하기 쉽고 特히 油物이나 牛肉등을 먹으면 곧 下痢합니다. 下痢를 하지 않는 날은 軟便입니다. 下痢를 하여도 一日에 一、二回程度이며 下痢할 때는 배에서 소리가 나며 腹痛이 있읍니다 게다가 胃腸도 좋지않고 언제나 胃가滯한듯하고 때때로 쓴(酸)물이 올라옵니다. 下痢하기 前에는 特히 胃가 불룩해서 가슴이 괴로워지고 곧 下痢가 됩니다.

저는 四十歲의 女子로서 膝下에 一男一女가 있읍니다 아직도 活動하지 않으면 안되기때문에 一日速히 健康해져야 되겠읍니다。

答 이 書信엔 「慢性腸가다루」로 胃도 좋지않다고 하는데、腸이 나쁠땐 大槪胃도 따라서 나쁘게 됩니다。

이분은 또 玄草를 服用하는 中에는 多少좋아지나 中止하면 또 惡化된다고 말합니다만 漢方藥도 좀 좋아졌다하여 中止하면 다시 逆行하는 수도 있읍니다。그러나 充分히 完治시킨 後에 中止하면 되돌아가지 않읍니다。

玄草는 民間藥입니다마는 便秘엔 薄煎하여 服用하고、下痢엔 濃煎하여 服用하면 좋습니다 이분에게는 **甘草瀉心湯**이나 半夏瀉心湯등이 좋겠읍니다。

甘草瀉心湯은 胃가 불룩하여 滯한듯하고 트림도 나오고 때로는 嘔氣가 있고 腹鳴이 생기고 下痢할 때에 씁니다。

半夏瀉心湯은 甘草瀉心湯보다 甘華의 分量이적고 嘔氣도 甚할때쓰면 좋읍니다。

D 언제나 下痢가 繼續되는 五歲의 어린이

問 今年 五歲가 되는 長男입니다。生時에 저의 乳量이 不足한 탓이었는지 元來 胃腸이 弱하고 언제나 下痢를 합니다。大便은 黃色으로 粘液은 없읍니다。밥은 그다지 먹지않고 菓子를 좋아합니다。牛乳는 싫지않으나 그것을 마시면 快치 않는것 같읍니다。

來年엔 國民學校에 入學할 豫定인데 그동안 健康하게해 주고 싶읍니다。몸은 年齡에 比하면적은 便이나 다른 病은 크게한적이 없읍니다。

答 이어린에게는 **蔘苓白求散**이 좋겠읍니다。 蔘苓白求散은 虛弱한 大人이나 아이들의 下痢에 좋고 또한 이 藥은 甘味가 좋아서 아이들도 잘 마실 수 있읍니다。

이 兒孩도 밥은 잘 먹지않고 菓子만 먹는다고 하는데 이와같은 兒孩는 大概虛弱합니다。 그래서 이와같은 아이에게는 단 菓子를 되도록이면 안먹어야 합니다。 또 大病은 하지않았다고하나 萬一 病이되면 病은 곧 重해져서 回腹하기 困難하게 됩니다。 지금부터라도 健康하게 만들어 두어야 합니다。

E 粘血便의 下痢가 繼續된다

問 約一年前부터 時時로 粘液 또는 粘血便이 섞인 下痢가 나옵니다。 左下腹에 疼痛이있으나 平素때는 아무렇지도 않읍니다。 相當히 高價의 藥도 먹었으나 좀처럼 좋아지지 않읍니다。 이와 같은 形便으로 榮養의 不足한탓인지 顔部나 다리(足)가 붓(浮腫)읍니다。 尿에는 蛋白이 없읍니다、 매우 疲勞하기쉽고 腹腰部는 寒氣가 甚합니다 무슨 좋은 漢方藥이 없겠읍니까

答 이분에는 **胃風湯**이 좋겠읍니다。

胃風湯은 身體가참고 腹痛下痢가있고 粘液便이나 粘血便을 하는분에 좋은 處方입니다。 이분이 萬一 腹部가 막힌듯하면(澁腹) 桂枝加芍藥湯이 좋고 또는 精神的 苦悶이 많아서 이와

같이 되었다면 柴胡桂枝湯이 좋읍니다만 柴胡桂枝湯을 쓸 境遇에는 素人療法으로서는 困難하는 漢方專門醫의 治療를 받도록 하십시요。

其他의 養生法

慢性下痢人의 食物은 前述한바와같이 油物이나 肉食을 禁하고 海魚特히 白身의 魚나 小魚로서 蛋白質을 取하도록 합니다。 脂肪은 일부러 取하지 않아도 身體에 別支障이 없읍니다。 또 단것도 좋지않읍니다。 牛乳는 사람에따라 좋으나 또한 害를 보며 下痢하는 수도 없지 않읍니다。 또 冷한 飮食도 좋지 않읍니다。

前에 慢性下痢의 患者에 眞武湯을 주었드니 더 下痢가 난다고 電話가 왔읍니다。 異常타 싶어 들어본즉 煎한 藥을 식혀서 먹었다는 것이 었읍니다。 그래서 藥은 따뜻하게해서 먹도록 指示해 주었드니 곧 下痢가 끝혔다는 것이었읍니다。 其他의 冷을 飮食을 먹어도 亦是下痢는 더욱 甚해집니다。 또 身體를 밖으로부터 冷하게 하여도 좋지않읍니다。 海水浴、冷水浴、여름裸體로 冷風을 맞는것 겨울에 엷게 옷을입고 下半身을 冷하게 하는것 모두 注意해야 합니다。

開腹手術後의 癒着

胃潰瘍의 手術이나 盲腸의 手術등의 뒤에 腹中에 痢着이생겨 그때문에 恒常便秘한다든지 腹痛으로 苦生하는 분이 있읍니다。 그런때 大概의 外科醫는 한번 더 手術해서 痢着을 없애면 좋다고 합니다。 그러나 手術하여 痢着이 생기는 사람은 再三 手術하여도 痢着해버리는 일이 많읍니다。 그 뿐아니라 手術을 하면 할수록 痢着의 度는 오히려 甚해지는 일도 있읍니다 나는이와같이 몇 回나 手術해서 結局 죽어가는 사람도 많이 봤읍니다。

癒着의 實例와 治療法

A 盲腸手術後의 癒着으로 苦生하는 婦人

問 저는 三十三歲의 女子로 아이가 두사람 있읍니다。 元來 몸이 健康하여 病으로 苦生한 일은 別로 없읍니다。 그런데 三年前盲腸炎을 手術한後 많이 弱해졌읍니다。 手術의 經過는 順調로웠으나 그뒤 便秘하고 或은 下痢하고하면서 腹部가 不便하고 언제나 「까스」가 고여서 不快하기에 病院에 診斷을 받아 본즉 手術한뒤 癒着한 까닭에 그 癒着을 없애는 手術을해야 된다기에 手術을 받았읍니다。 그런데 二、三個月동안은 氣分이 좋았는데 그 후부터는 또 다

시 腹痛이 생기고 便秘가 되어서 甚하게 배가 아플때는 吐하고 싶어집니다。몸은 점점 衰弱해지고 氣力은 없어지고 앞으로 어떻게 될지 念慮됩니다。醫師는 한번 더 手術하면 어떻겠느냐고하나 이제는 手術이 겁이 납니다 手術하지 않으면 이와같은 症狀은 絶對로 낫지 않을런지요。

答 이와 같은 例가 前述한바와 같이 開腹手術을 하면 할수록 癒着이 甚해지는 사람입니다 이와 같은분은 白色의 여윈 型이 아니면 살져있어도 皮膚나 筋肉의 緊張이 不良하고 軟한 사람입니다。또 盲腸의 手術의 흔적도 普通사람은 한줄이 남아서 눈에 띄지 않으나 이와 같은 사람은 手術後의 살이 아무러붙은 狀態도 좋지 않을뿐더러 傷痕도 눈에 뜨입니다。그와 같은분은 두번다시 手術을 받지 않도록하여야 합니다。A人은 桂枝加芍湯이나 小小建中湯 或은 小建中湯合大建中湯이 좋겠읍니다。

桂枝加芍藥湯은 便秘해서 時時下痢하여 澁腹의 사람에 좋고 小建中湯은 元氣가 없고 腹痛으로 苦生하는 분에 씁니다。大建中湯은 腹中에「까스」가 廻動하며 腹痛이 甚한때 씁니다。小建中湯合 大建中湯은 兩쪽의 症勢가 兼한때 씁니다。또 腹痛이 甚할때는 芍藥甘草湯을 服用하면 좋을 때가 있읍니다。

漢方藥으로서 治療하여도 腹中의 癒着이 없어진다고 生覺할 수 없으나 그와 같은 苦痛이 없어져 病者가 氣運이 좋아지고 平常時의 生活을 營爲할 수 있게되는 것은 事實입니다。

B 結核性腸腹炎의 癒着을 切除한 뒤의 癒差

問 二十八歲의 公務員입니다。 慢性盲腸炎의 診斷으로 手術을 받은즉 實은 結核性腹膜炎으로 一部分에 癒着이 있어서 腸의 一部를 切除하고 癒着을 없었는데 그後 下痢가 繼續하여 무슨 짓을하여도 끊지지 않읍니다。 一日 三、四回程度 下痢를하고 下痢를 할 때는 腹痛이 甚합니다。 그때문에 퍽 衰弱하여 前에있든 胸部의 疾患이 惡化되는 것이 아닌가 念慮도 되고 腸結核의 疑心도 있어 「스트렙트마이싱」注射를 맞고있으나 조금도 好轉되지 않읍니다。 醫師는 癒着이 있을지 모르니 開腹해서 調査해보면 어떠냐고 勸하나 生覺이 없읍니다。 體力이 좀더 回腹되면 手術에 견딜지 모르나 現在의 立場에선 不安합니다。

下痢만 中止되면 좋겠는데 무슨 藥이 없겠읍니까。

答 이분에는 眞武湯이 좋으리라 生覺합니다。 이 藥으로 下痢도 中止되고 便通도 될것 입니다。 眞武湯은 體質이 虛弱해서 元氣가 衰弱한 사람에 쓰면 腸結核이나 結核性腹膜炎에 依한 癒着에도 좋고 腸結核 그 自體에도 좋읍니다。

또 三十八歲의 男子로 虫垂炎의 手術뒤에 癒着이있어 一日 數回下痢가 中止안 된다는분에 眞武腸을 주 었드니 그것도 三個月程度로 全快했읍니다。

그리고 癒着때문에 頑固한便秘가 생기고 下劑를 마시면 腹痛이나고 氣分이 나빠지는 분에겐 便秘의 欄에서 說明한 神効湯이 좋읍니다。

其他의 養生法

이와 같은 癒着이 있는분의 食事는 胃下垂症이나 便秘의 곳에서 말한 그와 같은 注意가 必要합니다。特히 胃腸內에 停滯하기 쉬운 食物이나 醱酵하기 쉬운 食物은 禁物입니다。그와 같은 食物엔 肉類沙糖이 많이 든것 고구마類등이 있읍니다。

膽石症、 膽囊炎

膽石症은 膽囊에 돌(石)이 생겨 그 돌이 가는 輸膽管을 通해서 腸으로 나가려고 할 때 猛烈한 腹痛을 일으키는 病입니다。 이 腹痛은 胃痙攣의 痛症과 恰似하여 普通 胃痙攣이라고 부르는 病엔 이 膽石症이 相當히 많습니다。 이것은 옛날 사람들이 癪이라고 부른 病으로서 女子에게 많고、 膽石症은 男子에게 많은 病이라 生覺하고 있읍니다。

膽石症과 胃痙攣과의 症狀의 相違點은、 膽石症은 그 痛症이 上腹部의 右側으로 發生하고 그 痛狀은 매우 極烈하여 右肩이나 背中에 放敗하게 됩니다。 痛症이 發作的으로 생기고 嘔吐를 誘發할 때가 있는 點은 兩쪽이 同一하고 오직 膽石症에는 흔히 膽汁을 吐하는 일이 있고 또 黃疸을 隨伴할 때가 있읍니다。

膽囊炎은 膽囊에 炎症이 생기는 病으로서 膽石症에 비슷한 腹痛이 發生할 뿐아니라 發熱합니다。 또 膽囊炎의 主因은 膽囊의 結石등이 輸膽管이나 膽囊의 入口를 막아서 膽汁이 鬱滯했기 때문에 細菌이 繁殖해서 炎症이 發生하는 것으로서 膽囊炎과 膽石症은 密接한 關係가 있읍니다。

A 極甚한 腹痛이 생기는 사람。手術을 받아야 될것인가?

問、 저는 當年 五十七歲의 敎員입니다만 靑年時代부터 甘物이 좋아서 中學四年 때 胃擴張에 걸려 그後 胃腸藥을 常用하고 있읍니다。二十五歲로 就職後는 每日밤 正宗을 一合式하고 있었읍니다。그러나 三十五歲부터 每年 一回式 極甚한 腹痛이 생기게 되어 一週日동안 注射를 계속해서 겨우 鎭痛되는 것이 常例입니다。醫師는 胃痙攣으로 診斷했읍니다。一九五〇年 그 病의 發作이 있어 當地의 大學病院에서 X레이 寫眞을찍고 膽石症으로 診斷되이 手術을 하는 것이 좋다고 합니다。그러나、그때는 벌써 鎭痛된 後였기 때문에 또한 妻가 저의 身體가 너무 弱하기 때문에 手術을 反對하고 저自身도 어떻게 하든지 手術치않고 고쳐 보고싶어 그後 手術치않고 服藥으로 三週間계속 그후는 通便을 좋게하기 爲해서 簡單한 藥을 每日 쓰고 있읍니다。

술은 한달에 一、二回程度 甘物은 每日 一、二個程度 먹읍니다。肉類는 크게 좋아하지 않기 때문에 十日에 一回程度 果實은 많이 먹읍니다。이와 같이 充分히 注意는하고 있으나 內心은 再發하면 手術을 해야 된다는 念慮가 끊어지지 않읍니다。

그런데 昨日、「朝日크럽」에서 漢方藥으로 膽石症이 治癒된다는 先生任의 말씀을 拜見하고 妻와함께 매우 기뻤읍니다 先生任의 힘으로서 根治를 바라고싶어 書面으로서 失禮하오니 가르쳐 주십시요。

① 便通을 調整하는 最良의 漢方藥。

② 膽石을 根治시키는 先生任의 藥은 지금이라도 服用하면 좋겠읍니까 或은 症狀이 나왔을 때 服用하는 것입니까。

③ 飮飮食物에 對한 注意。

B 手術을 받은 後에 膽石發作

問 小生은 年前膽囊結石때문에 膽囊의 摘出手術을 하여 拇頭大의 돌(石)三個를 꺼내었읍니다。그런데 그後 半年쯤經過하여 手術前과 同一한 疼痛이 右肋骨下로부터 背部에 걸쳐 發作하게 되어 그 痛症의 發作과 더불어 惡寒을 隨伴하는 高熱이 나서 二、三日지나면 黃疸을 일으킵니다。그때 吐할 때도 있읍니다。痛症은 注射로서 鎭定되나 飮食物이 平常時와 같이 먹을 수 있도록 되려면 約 一個月이 要합니다。그 發作은 每年 一定하여 七月頃에 나타납니다 醫師는 膽石이 있으리라하고 그 發作을 豫防하는 方法이란 없고 그냥 放任狀態입니다。明年 六十五歲로 몸은 퍽 衰弱하고 있읍니다。漢方으로 膽石을 없애는 方法은 없겠읍니까

答 膽石症은 體質이나 長年의 食生活의 相違에서 發生하는 일이 많읍니다。A人은 甘物을 좋아하고 젊을 때부터 過度한 甘物을 攝取하고 있읍니다。其外 肉類를 좋아하고 野菜를 먹지 않는 사람도 이 病에 걸리기 쉽습니다。

이와 같은 사람은 手術에 依하여 一時 病이 좋이저도 再次같은 腹痛이 나타나는 수가 흔히 있읍니다.

나의 診療所에 三個月前에 三十三歲의 婦人이 찾아왔읍니다. 그분은 七年前에 膽石症으로서 手術을 받고 膽囊을 摘出했으나 그 後도 食事에 注意하고 있는 데도 不拘하고 時時 腹痛이나서 最近엔 膽石症의 그때와 같은 痛症이나며 嘔氣도있고, 食欲도 없어져 苦生하고 있다는 것입니다. 그와 같이 膽囊을 摘出한 뒤에 오는 痛症은 膽道나 肝臟속의 細膽管등에 돌이 생기기 때문이 아닌가하고 生覺할 수 있읍니다. 그와 같은 例는 決코 드물지 않읍니다.

이 患者에는 柴胡桂枝湯加茴香牡蠣를 주어서 一個月程度로서 痛症은 거의 없어졌읍니다마는 그後도 體質을 改善해서 再發을 防止코져 服藥을 繼續하고 있읍니다. 膽石症에써서 잘 듣는 藥은 大柴胡湯입니다. A人에게도 大柴胡湯을 쓰면 좋겠읍니다.

大柴胡湯은 上腹部가 불러서 아프며, 嘔氣나 嘔吐가있고 肩凝, 便秘하는 境遇體力이 衰해있지 않는 사람이면 熱이 있을때에도 씁니다. 이때 大黃은 適宜하게 量을 加해서 一日一, 二回大便이 快通하도록 합니다.

膽石症은 大槪大便이 秘結하게 됩니다. 膽石症에 걸리기 쉬운 사람이 便秘가 繼續이 病이 일어납니다. 便秘엔 普通下劑를 씁니다마는 自然便처럼 便通하도록 하는것이 좋다고 生覺합니다.

柴胡桂枝湯은 大柴胡湯을 쓰고 싶을 때 體力이 多少衰해져 있거나 元來虛弱한 體質의 사람에 씁니다.

그러나 大柴胡湯이 좋은가 柴胡桂枝湯이 좋은가는 좀처럼 區分하기 힘들 때가 많읍니다.

前述한 三十二歲의 婦人은 一見한바에는 肥大하고 體力도 있어 보였으나 筋肉이 軟하고 緊張이 弱하기 때문에 나는 柴胡桂枝湯을 썼읍니다. 그런데 어느때 中年의 婦人이 慢性의 膽石症으로 來診했을 때 그 婦人은 여위고 顔色이 나쁘기 때문에 體力도 없는줄 生覺하고 처음에 柴胡桂枝湯加茴香牡蠣을 주었드니 服藥하기 前보다는 多少좋으나 別効果가 있어 보이지 않기에 大柴胡湯으로 變更시킨즉 매우 氣分이 좋아지고 完治되어 버렸읍니다. 그리고 이분도 二年가까이 漢方藥을 服用하여 體質을 完全히 改善했다 합니다.

또 膽石이 漢藥으로서 녹느냐하는 點에 對해선 우리들의 經驗으로선「X래이」에 나타난 돌(石)이 漢方藥을 服用해서 症狀이 快腹한뒤「X래이」에 나타나지 않든지 작아져 있을 때가 많읍니다.

그러나 돌이 매우커서 漢方藥을 服用하여도 작아지지 않는 수도 있읍니다. 이것은 膽囊에 생기는 돌에 몇가지 種類가 있어서 軟한 돌이면 커도 녹아서 나오지만 굳고 큰 돌은 漢方藥으로서도 녹지 않는 것이아닌가 生覺합니다. 우리들도 이와 같은 境遇에는 手術을 해서 摘出하지 않으면 안된다고 生覺합니다.

大柴胡湯이나 柴胡桂枝湯은 發作中이나 發作이 없을때에도 服用합니다마는 發作이 甚할때는 藥을 吐하고 받아들이지 않을 때도 있읍니다. 이와 같은 때는 芍藥甘草湯이나 大黃附子湯을 服用하면 痛症이있고 寒氣가 있을때에 씁니다.

其他의 養生法

前述한 바와같이 食事에 對해서 充分히 注意하여야 합니다。 肉類나 脂肪類、 砂糖이 많은 것은 避하고 海魚 野菜를 먹도록 합니다。

또 過食이나 身體를 寒冷하게 하거나 過勞하면 發作이 생기니 그 點을 注意하여야 합니다

氣管枝喘息

氣管枝喘息은 代表的인 體質病입니다。 그렇기 때문에 氣管枝喘息을 發作을 中止하는 注射나 藥은 여러가지 있으나 全治하는 藥은 없읍니다。

以前에는 轉地療法이 唯一의 方法과 같이 生覺하였고 요지음은 生活指導로서 白律神經을 調整하는 治療法등이 있읍니다마는 어느것이나 確實한것은 아닌 것 같읍니다。

漢方藥은 잘만 쓰면 發作이 中止될 뿐아니라 發作이 일어나지 않게됩니다。

漢方에서 氣管枝喘息의 發作에는 麻杏甘石湯、小青龍湯、華蓋散、甘草麻黃湯등을 써서 發作을 鎭定하고 發作이 없을때는 大柴胡湯、小柴胡湯 半夏朴湯、蘇子降氣湯、喘四君子湯등을 使用해서 根治를 합니다。

氣管枝喘息의 實例와 治療法

A 喘息으로 苦生하는 國民學校 一年生

問 今年國民學校一年生의 長男이 喘息으로 一年에 二回程度 三月과 九月頃에 發作했는데 今年엔 症勢가 甚하여져 六月부터는 每日밤 苦生하고 아침이되면 鎭靜되는 實情입니다。 八

月의 放學時에 海岸에 데리고 갔을 땐 一回도 發作이 없었읍니다。 그러나 돌아온 밤부터는 如前히 發作하여 밤에는 잠도 平히 잘 수 없읍니다。 어떻게 하든지 根治해주고 싶읍니다 그 療法이 없겠읍니까 그리고 저의 主人에는 喘息의 系統이 있읍니다。

答 喘息은 體質이 遺傳하기 쉬운것입니다。 그의 父親도 좋은 例입니다。 그런데 이 學生에는 發作이 있을때 **麻杏甘石**이나 **小青龍湯**을 쓰고 發作이 없을때 小柴胡湯合半夏厚朴湯을 쓰면 좋겠읍니다。

麻杏甘石湯은 喘咳나 喘息性의 呼吸困難이있고 목이 잘 마르는 분에게 씁니다。 喘咳란 것은「쉐쉐」하는 喘鳴을 隨伴하는 기침입니다。

小青龍湯은 喘咳가 나오거나 喘息發作이 일어나서 물과 같은 痰을 많이 吐하고 기침을 한뒤 吐氣가 있게 되든지、尿量이 減少하든지 浮腫이생기든지 할때 씁니다。

B 두 兒孩와 어머니함께 氣管枝喘息

問 昨年五月頃부터 氣管枝喘息에 걸려서 있는 方法을 다해 봤오나 別無効果입니다。 그 苦痛함이란 마치 이 世上이 生地獄같고 瞬間的으로 죽고싶읍니다。 기침은 時間을 두고 나옵니다 나오기 始作하면 二十分程度 中止되지 않읍니다。 그리고 痰이 붙어서 떨어지지도 않읍니다。 醫師가 와서 注射를 놓오면 그때는 中止되다 얼마있다가 또 나옵니다。 兒孩들이 두사람있는데 모두 喘息으로 苦生합니다。 저희들 母子를 救해주시는 마음으로 引導하여 주십시요。 **醫**

師의 藥도 계속해 보았고 注射는 손이 아플程度 맞았으나 점점 여위기만하고 皮骨이 相接해서 옛날의 모습이 꿈과 같읍니다。 어떻게 하든지 兒孩들을 위해서도 健康한 어머니가 되고싶고 이제는 漢方藥만이 一累의 希望입니다。 저는 今年三十一歲 兒孩는 滿六歲六個月과 一年八個月입니다。

答 이 母子는 發作時에 小靑龍湯이나 神秘湯이 좋오리라 生覺합니다。 이 處方은 어느것이나 麻黃이든 處方으로 發作을 鎭定시키는 効果는 크나 나息을 根治시키는 일은 적은 것같읍니다。

또 麻黃이든 處方은 身體가 衰弱하여 있는 분이나 胃腸이 弱化된 분에 쓰면 食欲이 減少해서 좋지 않을 때가 있읍니다。 그래서 이 境遇도 麻黃劑를 使用하는 期間은 짧게하고 곧 **蘇子降氣湯**이란 藥을 長服하는 것이 좋다。 고 生覺합니다。

蘇子降氣湯은 身體가 虛弱하고 胃腸이 弱하며 上氣症이있고 足冷頸咳가 있는者에 씁니다。

또 이 藥은 胃腸이 弱하여 麻黃劑를 服用하면 곧 食欲이 減少하고 下痢를 하는 분에는 發作時에도 이 藥을 服用하면 좋읍니다。 B人은 病後 점점 衰弱해졌다하는 데 이 藥을 服用하고 차츰 快復되면 體力도 붙을 것 입니다。 萬一 이 분이 平常時에 튼튼하고 體力이 좋은분이라면 大柴胡湯合半夏厚朴湯이 좋겠읍니다。 이와 같이 漢方療法은 그 사람의 體力이나。 體質의 程度에 따라서 順序的으로 作用의 强한 藥을 쓰는 것입니다。

C 喘息에 苦生하는 四十九歲의 男子

問 저는 四十九歲의 男子。昨年 가을부터 술을 過飮했을 때는 무척 숨이 가쁘고 隨時로 麻疹으로 가려워 집니다。 그러나 몸은 붉게되거나 皮膚에 솟아나거나 하는 것은 一切없고 아무렇지도 않는데무척가려웠읍니다。今年에 와서는 술을 안마셔도 步行時나 作業時에 곧 숨이 괴로워 집니다。職業이 木工이기때문에 일을 할 수가 없읍니다 病院에서 診察하니 喘息이라 합니다。痰이 나올 땐 기침도 합니다가。 많히 着心하고 있을 땐 아무렇지도 않다가 조금 몸을 動遙하면 숨이 가빠집니다。「X래이」의 結果 心臟도 나쁘지 않다고 합니다。 病院에 다닌지는 近半年조금도 効果가 없읍니다。 四月一日과 五月二十日에 發作하여 밤중에 騷動이 났읍니다。 목에 「휴휴」 소리가 날 때도 있읍니다。 喘息은 좀처럼 낫지 않는다고 듣고 어떻게하면 좋을지 눈앞이 캄캄합니다。

어떻게 하든지 恢復되고 싶읍니다。 저는 元來喘息이 없었는데 父親이 喘息였다고 합니다。 아침 起床時、第一나쁘고 옷을 입든지 洗手를 하든지 해도 괴로워 집니다。 午後가되면 조금 平安해 집니다 따뜻할 때는 더 甚하고 沐浴할땐 퍽 숨이 찹니다。 좋은 方法을 가르쳐 주십시요。

答 이 境遇엔 두가지 問題가 있읍니다。 첫째는 이분의 喘息이 참으로 氣管枝喘息에 依해서 上腹部에서 肋骨下에 沿한 곳이 굳게 불러서 숨이 가쁘게 된다고 生覺합니다。 그럴 때는

大柴胡湯이나。 大柴胡湯合半夏厚朴湯이 좋으리라 生覺합니다。

그러나 書信에는 心臟은 나쁘지 않다고하고 있으나 이 病은 心臟性喘息일지도 알 수 없읍니다。 心臟性喘息은 조금 身體를 움직여도 숨이 가빠지고 차츰 몸이 衰弱해서 甚해지면 恒常 숨 가쁘고 옆으로 눕지 못하게 됩니다。 心臟性喘息엔 大柴胡湯을 쓰는 境遇는 거의 없고 木防已湯이나 茯苓甘草杏仁湯등을 씁니다。

老人의 喘息에는 心臟性喘息이 잘 發生하며 이 病은 危險한 病이기 때문에 專門醫에 맡기도록하는 것이 安全합니다。

D 아래루기 性體質로서 喘息性 氣管支炎에 苦生하는 二歲의 男兒

問 二歲가되는 男兒、出生時부터 아래루기 性의 體質로서 冷風을 當하든지 感氣에 걸리든지 하면「씽씽」하고 목에 소리가 나며、小兒科先生으로부터 喘息性氣管枝皮으를 診斷되어 每日服藥하고 있으나 發作時는 숨가쁜 모습을 볼수 없는 地境입니다。 그때마다。「애패드린」의 發作中止하는 注射를 맞고 瞬間的으로 억제시키고 있읍니다만 이 注射를 長期間계속하면 몸에 害롭다는 이야기를 듣고 念慮하고 있읍니다。

또 喘息性氣管枝皮이 發生하면 食慾도 減少되고 下痢를 합니다。 二、三歲頃의 喘息性氣管枝皮은 크면 낫는다고 들었읍니다만 무슨 좋은 漢方藥이 있으면 가르쳐 주십시요。

答 普通小兒喘息이라는 病에는 이 喘息性氣管枝皮이 매우많읍니다。 이 病은 一見하여 肥

大하고 튼튼한 兒孩들 중에 色이희고、筋肉이 軟하고 身體가 虛弱한 小兒에 일어나는 病입니다。感氣에 걸려도 곧 숨이 가쁘게 됩니다만 喘息에 비슷하나。小兒喘息은 아닙니다。이것은 國民學校에 入學할 때까지는 大概 治療됩니다。이 兒孩에게는 **華蓋散**이나 **小靑龍湯**을 쓰면 熱이 났을때는 **桂麻各半湯**이 좋다고 生覺합니다。이것으로 簡單히 喘鳴은 中止됩니다。

E 重要한肺炎 뒤 喘息에 걸린 二十歲의 處女

問 저는 喘息으로 매우 苦生하고 있읍니다。저는 國民學校一學年 때에 重한 肺皮에 걸려 到底히 生命을 救할 수 없다고 했는데 多幸히 죽지 않고 살았으나 지금은 喘息에 걸려서 苦生하고 있읍니다。 中學三年生時 X래이를 찍으니 肺門淋巴腺이 부었다(腫)고 하여「페니시링을 二個月동안 맞았읍니다。灸도 數個月했으나 効果가 없읍니다。

나이는 二十歲입니다。身體는 外觀으로는 튼튼하게 보이나 어찌해서 저는 이와 같이 낫기 힘드는 病에 걸렸을까요、참으로 親友들을 보면 부럽습니다。

喘息은 遺傳한다고 하는데 事實입니까、저의 兄弟는 모두 튼튼합니다。

오빠는 丈家가서 애기가 하나있어 저는 그 애기를 보고 있는데 傳染하지는 않는지요 저의 집은 가난해서 病院에 다닐수 없읍니다。그래서 漢方藥으로 고치고싶어 書信을 하게됩니다。無花果의 잎이 喘息에 잘 듣는다고 하는데 事實입니까、좋은 藥을 가르쳐 주십시요。그리고 값과 使用法도 알려 주십시요。

答 이분은 肺皮뒤에 喘息이 되었다고 하는데 참으로 喘息인지 알 수 없읍니다。 素人은 기침을 길게하는 病을 모두 喘息으로 生覺하는데 그中에는 흔히 肺結核이 있읍니다。 편지에는 症狀이 詳細하지 않으나 이분도 喘息發作으로 苦生하고 있다기보다 기침이 나오기 때문에 苦生하고 있는 것이 아닌지요。 어떻든 한번 醫師의 精密檢査를 받아 보도록 해야 합니다 그래서 治療方針을 세워야지 덮어놓고 喘息으로 決定하는것은 大端히 危險한 일입니다。

F 기침과痰에 에苦生하는 사람

問 醫師이 診斷으로는 氣管枝皮이라고 합니다만 勿論 氣管枝炎도 있겠지요。 事實은 喘息이 아닌가 生覺합니다。 기침과 痰은 낮에 外氣에 接하고 있을땐 그렇게 甚하지 않은나 저녁食事後이 불속에 들어가 全身이 따뜻해지면 기침과 痰의 連續的으로 나옵니다。 그痰도 나올듯 하면서도 잘 나오지 않읍니다。 그 때는 咽喉의 下部가 무엇이 덮혀있는 듯이 呼吸하면「쉐쉐」하면서 그 痰이 나올 때까지 氣分이 좋지않읍니다。 이와 같은 症狀이 夜間에 數回晝間에는 二回程度있어 痰은 一合컾에 半以上 나올 때도 있읍니다。

그래서 市販의 龍角散을 定量의 二倍로 每日數回服用하면 多少症狀이 가벼워 지는듯 합니다。 適當한 治療法을 가르쳐 주십시요。

答 이분은 年令이 쓰여 져있지 않은데 成人엔 틀림이없다고 生覺합니다。 이 분의 病狀도 氣管枝喘息으로서는 症狀이 조금 다른 것 같읍니다。 喘息은 숨이 괴로워지는 病으로 痰이많

이 나올땐 거품이 물과 같은 痰입니다。이때는 小靑龍湯을 씁니다。그러나 이분은 기침과 痰이 많고 그 痰은 잘 떨어지지 않는다고 하니 그 程度가 强한痰인것 같읍니다。

이분의 病은 그 痰과 기침의 狀態에서 氣管枝擴張症이 아닌가 生覺합니다만 한번 設備있는 病院에서 精密檢査를 받도록 勸하는 바입니다。

漢方治療로서는 **滋陰至寶湯**이나 **喘四君子湯**이 좋으리라 生覺합니다。

滋陰至寶湯은 身體가 衰弱해서 여윈 사람이 오래도록 기침과 痰에 苦生하는 때에 쓰는 藥입니다。喘四君子湯은 身體가 虛弱하고 胃下垂症이나 胃아토니 症이 있어서 胃腸이 弱하고 食慾이 없으며 甚할 때는 胃附近에서 振水音이 있는 사람이 痰이나 기침에 苦生하든지 喘息發作을 일으킬때 쓰이는 藥입니다。

半年前에 먼親戚의 四十三歲의 男子가 찾아 왔읍니다。六、七歲때 痲疹과 百日咳가 併發해서 기침이 차츰 늘어져서 恒常기침이 나오게 되었읍니다。數年前부터 기침과 痰이 增加되고 그것은 아침 起床했을 때 甚하고、痰이 나와 버리면 기침이 끄치게 된다 합니다。今年에 一回五、六年前에 一回 約一週日 계속해서 喀血했읍니다。그러나 縣立病院에서 X레이 檢査를 받아본 結果 肺結核이 아니라하며 氣管枝擴張症일 것이라고 말합니다。또 胃腸도 弱하고 時時胃痙攣이 이러나며 무엇을 타(乘)면 멀미를 잘한다 합니다。지금에 와서는 完全히 衰弱해서 疲勞하기 쉽고 眩暈이 甚하여 일할 수가 없다는 것입니다。診察하면 胸部엔 異常이 없고 오히려 胃下垂가 甚하며 매우 瘦瘠해져 있었읍니다。그러나 기침과 痰은 亦是 氣管枝擴張症탓으로 生覺되었읍니다。이분에 喘四君子湯을 주었든바 藥을 服用하고 있으면 全身의 狀態

가 좋아저서 일할 수 있게 된다합니다。 이분은 이 藥을 長期間 계속하면 病도 快復되리라 生覺합니다。

其他의 養生法

(食物의 主意) 喘息의 아이는 외동이나 끝의 아이에게 많다는 일입니다。 또 京都의 細野史郞博士등의 調査에 依하면 野菜를 싫어하고 鷄卵이나 肉類만 먹는 사람과 菓子를 많이 먹는 사람 中에 喘息患者가 많았다는 事實입니다。 이와 같은 事實에서 喘息과 食物의 關係는 깊다고 볼 수 있읍니다。

외동이나 끝의 아이는 어떻든 放縱이 많아서 人間으로서의 訓練이 不足하게 됩니다。 그러한 아이들은 大人이 되어도 些少한 일에도 感情이 激變되고 그 結果自律神經의 調和가 깨트려 집니다。

또 肉食만하고 菜食을 하지 않는분이나、 단것을 많이 먹는분도 身體가 弱하여 조그마한 外界의 刺激에 反應해서 病이됩니다。

이 喘息에 關係있는 外界의 刺激으로서 알려져있는 것은 濕氣라든가 「아래루갱」이라고 부르는 것입니다。 「아래루갱」이란것은 아래루기 反應을 이르키는 것으로서 먼지(塵)라든가 或種의 食物이라든가 여러가지가 있읍니다。

喘息을 이르키기 쉬운 食物에는 前에 東大의 三澤敎授의 硏究에 依하면 시금치 가지 竹筍

松茸、고구마、蕎麥등이 있다합니다。 또 오래된 海魚、푸른 海魚、새우、게、貝類등도 좋지 않다고 합니다。

喘息人의 主食은 玄米와 보리쌀을 混合한밥 副食物에는 野菜、海草를 主로하고 蛋白質은 小魚나 新鮮한 川魚、植物性蛋白質인 大豆 或은 大豆를 原料로한 豆腐、納豆、된장 또 脂肪은 植物性의 기름이나 乳製品인「빠다」등으로 합니다。 蛋白質이나 脂肪은 되도록 적은 것이 좋읍니다。

그리고 漢方에서는 喘息의 主要한 原因을 水毒이라고 생각하고 있기 때문에 마시는(飮)것은 되도록이면 줄이지 않으면 안됩니다。 水毒이란 體內의 水分이 異常的으로 停滯하는 것을 말합니다。 그래서 水分이 많은 果實도 좋지않읍니다。 감(柿)도 좋지 않다고 합니다。 食事는 過食하지 않도록하고 特히 저녁밥은 가볍게 取하도록 합니다。 滿腹이 되어 就寢하면 發作이 이러나기 쉽다고 합니다。

(生活上의 注意) 喘息人은 特別히 規則的 生活을 해야 합니다。 食事時間을 一定하게 하고 早寢早起를 勵行하는 것이 第一입니다。

아이들의 喘息이 외동이나 막내동이에게 많다고 說明하였는데 그것은 父母가 너무 지나치게 貴하게 生覺하고 生活의 規則을 가르쳐주지 못한데 原因이 있읍니다。

어느날의「태래비」에서 나오는 場面에、美國의 西部劇中에 한 훌륭한 男子가 외동아들에게 「단(甘)것이 좋지않다」고 하면서 知人이 주려고 하는 氷砂糖을 禁하고 代身에 고기가 든 빵을 주는 場面이 있었읍니다。 나는 아이들을 바르게 기르려고 하는 美國人의 生活態度에 感

銘하였읍니다。 아이들에게는 단것을 되도록이면 주지 말것이며 早寢早起의 習慣을 부치고 때로는 괴로운 일에도 견디게하는 訓練이 必要하다고 生覺합니다。

腎臟炎 네프로—제

腎臟炎은 腎炎이라고도 합니다。 腎臟炎이나 네프로—제는 모두 腎臟의 病으로서 症狀도 恰似하고 漢方療法에선 大體로 共通하여 여기에서 함께 說明하기로 하겠읍니다。

腎臟炎이나 네프로—제는 浮腫이나와서 비로서 알게 됩니다마는 浮腫이 없을 때도 있읍니다。

腎臟炎과 네프로—제이 相違点은 腎臟炎은 血壓이 높아지나 네프로—제는 血壓이 높아지지않읍니다。 또 腎臟炎은 蛋蛋白이나 올뿐아니라 血液이나 赤血球가 나오지마는 네프로—제는 蛋白은 나와도 赤血球는 나오지 않고 代身에 尿丹柱가 많이 나옵니다。 그리고 「네프로—제」가 浮腫이 더 頑固하고 甚하며 尿의 蛋白도 多量으로 나옵니다

腎臟炎네프로—제의 實際의 治療法

A 배(腹)가 붓고 尿에 蛋白이 나오는 一歲男兒

問 左記症狀에 適合한 藥을 가르쳐 주십시요。 滿一歲의 男兒、生時體重九六〇匁 安產、發育順調로 六個月까지는 標準보다 높았읍니다。 五月頃、痲疹을한 以外는 熱을 낸일이 없음

니다。 六個月 지나서 大便이 軟해지고 몸 全體에 水泡狀의 發疹이 나와서는 곧낫고 하면서 여름동안을 되풀이 했읍니다。 그동안 病院에서 二回診斷을 받았으나 發育이 좋으며 別異常이없고 健康하다고 했읍니다。 그런데 十月末頃부터 자고 일어나면 한쪽눈섶이 부어(浮) 十一月에 와서는 兩쪽눈섶이 붓기 때문에 小兒科醫師에게 보인즉 異常없다고 하기에 安心하고 있었으나 밤마다 보채기 때문에 新宮市民病院에서 受診의 結果 腎臟으로 診斷되어 十二月一日부터 現在까지 入院安靜中에 있읍니다。

入院하여 一週日間後부터 배탈이 나서 一時重態에 빠졌으나 于先危機는 면했읍니다。 그러나 腹部가 북(鼓)처럼 부어서 좀처럼 삭지 않읍니다。 排尿는 一日十回程度 大便은 軟便醫師의 意見에서는 顏部手足의 浮腫이 줄면 腹部는 더붓고 腹部의 浮腫이 줄면 手足은 더욱부우면서 一、二個月을 要한다는 것입니다。

食事는 처음에 牛乳、母乳였으나 牛乳를 싫어 하기 때문에 빵 카스태라 흰죽을 少量식 주고 있읍니다。 그리고 藥以外에 接骨木을 煎해서 조금씩 먹이고 있읍니다。

入院後 四十日이되나 依然하게 浮腫은 줄지 않읍니다。

排便은 지금도 軟한 便이고 腸은 健全치 않은듯 합니다。 그래서 腸을 튼튼히 하는것과 腎臟의 浮腫을 하로 速히 없에고 싶습니다。 아직 네프로―제의 傾向도 있는듯 합니다。 어떻게 하든지 慢性이되기 前에 고치고 싶어 神佛에도 빌고있읍니다。 長女를 이와 같은 症勢로서 結局 죽여 버렸기 때문에 이번엔 오직 하나 밖에 없는 貴童이기 때문에 根治시켜주고 싶읍니다。 좋은 方法을 가르쳐 주십사요。

答 이 兒孩의 病은 確實히 네프로―제입니다。 배가 부른것은 腹水가 찼기 때문이며 浮腫과 같은 것입니다。 大便이 下痢하고 軟便이 되는것도 腎臟이 나쁘기 때문에 尿로서 排泄되어야 할 水分이 腸에서 나오기 때문입니다。 그리고 小兒에겐 腎臟炎과 「네프로―제」가 兼發할 때가 많기 때문에 腎臟炎도 있을지알 수 없읍니다。

그의 父親은 腸과 腹脹과 腎臟을 고치고 싶다고 하는데 腎臟을 고치면 그와 같은 症狀은 自然히 消失됩니다。

接骨木은 利尿劑가 되는 民間藥입니다。 腎臟炎이 그것으로서 治療되는 것은 아닙니다。 木豇 옥수수의 수염(玉蜀黍)을 煎服하는분도 있읍니다마는 그것亦是 單純한 利尿劑로서 浮腫이 있을때나 排尿不利할때 쓰면 좋읍니다마는 그것 만으로서는 腎臟炎이나 「네프로―제」를 고 친다는 것은 無理한 일입니다。

그러면 이 兒孩에게 어떠한 藥을 쓰면 좋겠는가하면 **五散苓**이 좋지 않겠나 生覺됩니다。 그러나 病者는 相當한 重症이기 때문에 二個月이나 三個月程度로서는 治療되지 않읍니다。 一年以上의 長期治療를 要하리라 生覺합니다。 그러면 그동안을 이處方만으로서는 좋은지 알 수 없으나 大概 한가지 處方으로서 長期로 服用하는 일은 드뭅니다。

五苓散은 尿量이 減少되고 목이마르며 水分을 取하면嘔吐할 때 쓰는 處方입니다。 그때 頭痛이나 下痢를 할때도 있읍니다。 腎臟과 同時에 腎臟도 나쁠 때 茵蔯을 加해서 茵蔯五苓散으로 해서 씁니다。

B 慢性腎臟炎으로 蛋白尿浮腫 있는 三十五歲의 婦人

問 저는 慢性腎臟炎이 된지가 五年째 입니다。 아직 兒孩들도 어리고 저 自身도 앞날의 希望이 있는 三十五歲의 젊은 人間이기 때문에 하로 速히 回復하려고 病院에서 治療를 받고 있읍니다만 좀처럼 好轉되지 않고 蛋白도 없어지지 않고 다리도 좀 붓는듯 합니다。

蛋白에 對해서는 斷念했읍니다마는 浮腫을 速히 없에는 좋은 方法이 있으면 가르쳐 주십사요。 尿量이 적을 때는와 玉蜀黍를 煎服하고 있읍니다。 四日에 一回程度 醫師에 葡萄糖과 비타민B、心臟의 藥等을 注射로서 맞고 있읍니다。

오히려 尿量을 增加사켜서 浮腫을 除去하는데는 漢方藥이 第一몸에 適合할것 같이 느껴집니다。 常用하여 浮腫을 없에는 좋은 藥이 있으면 長服해 보고싶읍니다。

答 慢性腎臟炎은 現代醫學에서는 不治의 病으로 認識되어 蛋白尿도 全혀 없엘 수 없다고 生覺되어 있읍니다。 그러나 慢性腎臟炎으로서 尿의 蛋白量이 적은것은 普通으로 生活하는데는 큰 支障이 없다고 生覺합니다。

그러나 漢方療法으로서 行하면 慢性腎臟炎 患者의 몸의 狀態가 좋아지고 尿의 蛋白이나 赤血球도 나오지 않게되는 事例가 許多히 있읍니다。 나의 女동생은 專門學校時代 腎臟炎에 걸려 病院에서 治療를 받는 동안에 慢性이 되어버렸읍니다。 二年後에 學校를 卒業하고 歸家한 後부터 내가 直接治療하기로 했읍니다。 八味丸、五苓散을 一年以上 投與했읍니다만 尿의 蛋

白이 끝내 消失되지 않기 때문에 最後에 **小柴胡湯、加苓黃連**을 주었읍니다。이 處方을 三個月程度 服用한後부터 尿의 蛋白이 消失되고 約半年間服用해서 完治되었읍니다。그後 三年以上經過하고 있읍니다만 아직까지 尿에 蛋白이나 赤血球가 나오지 않읍니다。

腎臟炎은 急性의 境遇는 絶對安靜이 必要하며 特代醫學에서는 安靜이 唯一의 治療法이 되어 있읍니다。慢性의 境遇는 病의 程度에 따라서 適當히 普通의 生活을 해서 相關없읍니다。이사람도 慢性腎臟炎이라하니 過勞하지 않도록 操心하면서 日常生活에 從事해서 別支障이 없다고 生覺합니다。鹽分도 지나치게 制限하면 도리혀 몸이고단 해지고 日常生活이 困難하여지니 조금씩은 攝取하는것이 좋으리라 生覺합니다。但 食物의 鹽味는 되도록이면 淡薄하게하도록 注意하십사요。

그러면 이분의 漢方藥은 **五苓散**이나、**八味丸**、或은 **小柴胡湯加苓黃連**이 좋겠읍니다。

八味丸은 足腰部가 冷해지고 排尿가 나쁘며、오래동안 尿에 蛋白이 나오는 사람에 씁니다 中年以後의 사람에게 쓰는 境遇가 많고 젊은 사람으로서는 慢性의 腎臟病에 씁니다。아이들은 附子와 桂枝를 除去한 六味丸을 씁니다。小柴胡湯加苓黃連은 여러가지 漢方藥을 服用하여도 좀처럼 尿의 蛋白이 消失되지않는 境遇에 効果가 있읍니다。

C 扁桃腺에서 腎臟炎 지금은 慢性이며 十八歲의 女子

問 저는 現在 慢性腎炎에 苦生하고있는 十八歲의 女子입니다。西紀一九五〇年에 急性腎炎에 걸려 그때는 一個月로서 全治했읍니다。

그때는 옆배(橫腹)가 아프고 몸이고 단하여 尿量이 적고 色은 赤色이었다고 生覺됩니다。그때부터 二年後에 再發 그해 六月부터 九月까지 病床에 누워 있었읍니다。 그때 벌써 慢性이 되어 있었다고 生覺됩니다。 一身이 고단하고 食慾도 없고 浮腫、尿量의 減少 蛋白質등이 있고 血壓도 높았읍니다。

그後는 通學하면서도 一個月에 一回씩 診察을받고 무척 操心했읍니다만 그로부터 三年後의 五月에 또 再發했읍니다。 그때는 最初에 목이 붓고 熱이 났읍니다만 그것이 좋아 짐에 따라서 몸이 고단해 지며 尿量도 매우적고 一日一回程度가 되었읍니다。 醫師는 慢性腎炎이라고 했읍니다。 그당시 血壓은 一八〇이며 늦은날은 二二〇程度였읍니다。

그리고 隨時로 腸이 나쁘게되고 動悸가 있고 便秘、浮腫도 繼續되며 七、八日頃 수박을 먹었으나 尿量은 增加되지 않았읍니다。 第一 처음에 服用한 漢方藥은 다음과 같은 處方이 었읍니다마는 効果는 없었읍니다。 木豆、扁桃、大黃、芍藥、桑白皮、陳皮、紫蘇、白求、白附子、茯苓、澤瀉、木通、甘草、半夏、桂皮、地龍、當歸、人蔘。

檢尿는 四、五日에 一回씩했는데 蛋白은 많아지기도 하고 줄기도하면서 九月頃에 좋아졌기에 十月부터 通學을 如作했읍니다。 그러나 同月中旬頃 階段을 오르내리는데 숨이가빠、診察을 받아본즉 또 처음같이 惡化되어 버렸읍니다。 그後로 現在에 이르고 있읍니다。

醫師는 扁桃腺이 原因이 되었을 것이라 하기에 昨年二月下旬에 兩쪽을 摘出해 버렸읍니다 그러나 好轉되지 않았읍니다。

三月부터 尿量과 飮水量을「그라프」에 記入하였는데 當時는 尿量一日一〇〇CC되는 날이 있었읍니다。 三月은 一日量 百CC에서 八百CC 四月은 二五〇CC에서 一千CC 飮水量은 百CC에서 六百CC였읍니다。 五、六、七、八月로 해서 記入해본즉 飮水量보다。 尿量이 훨씬 많읍니다。 現在는 血壓 一二〇에서 一一〇程度 浮腫、蛋白、모두 적어지고 苦痛은 動悸입니다。

現在 某人의 勸으로 漢方藥을 服用하고 있읍니다마는 그분은 그 藥으로서 二年이된 慢性腎炎이 完治되었다고 하는데 저에겐 効果가 없읍니다。

저의 症狀에 合當한 漢方藥을 가르쳐 주십시요。

答 急性腎臟炎은 扁桃腺炎으로 高熱을 낸뒤 急性의 皮膚病뒤 痲疹뒤 잘 發生합니다。 扁桃腺은 어릴때는 누구나 크지만 年令이 많아 질 수록 自然的으로 작아집니다。 그러나 사람에 따라서는 작아지지 않고 때때로 炎症을 이르키는 사람이 있으니 그러한 분은 腎臟炎에 걸리기 前에 摘出해 버리는 것이 좋읍니다。 摘出할 時機는 사람에 따라서 相違하나 大體로 國民學校를 卒業할 前後가 좋겠읍니다。 이분이 服用한 漢方藥은 確實히 말하면 엉터리이며 그것으로 腎臟炎이 治癒된다면 우리들이 옛날부터 漢方藥의 處方을 熱心히 工夫하고 硏究할 必要가 없읍니다。 某人으로부터 勸誘받은 漢方藥은 어떤 것인지는 알수 없으나 하나의 漢方藥이 모든 사람의 腎臟炎에 効果가 있는 것이 아닙니다。 漢方藥은 그사람의 症狀이나 體質에 合當치 않으면 効果가 없읍니다。 그것은 비단 腎臟炎에 限한 것이아닙니다。

그런데 이분에 合當한 漢方藥은 多少浮腫이있고 蛋白尿가 나오며 動機가 있다고하니 亦是

味丸이나 **牛車腎氣丸**이 좋고 이것으로 食慾이 減少되면 **五苓散**이 좋읍니다. 또 扁凝腰痛이 있으면 **當歸芍藥散**도 좋겠읍니다.

牛車腎氣丸은 八味丸에 牛膝과 車前子를 加한것이며, 排尿가 좋아지고 浮腫이 速히 없어지는 수가 있읍니다.

當歸芍藥은 身體虛弱하고 冷症의 貧血性의 사람에게 쓰며 扁凝、頭痛、腰痛등이 있어 蛋白尿가 나오는 사람에게 잘 듣습니다. 그때 下腹이 아프거나 下腹을 壓하면 痛症이 있을 때가 자주 있읍니다.

D 感氣뒤 急性腎臟炎、感氣로 再發

問 벌써부터 先生任에게 問議하고저 하든次에 이제 붓을 들었읍니다.

二十七歲가 되는 三兒의 母입니다. 二十歲에 結婚二十一歲에 長女、二十二歲에 次女 二十四歲에 長男 이와같이 차례로 生產했읍니다. 그때는 產時에 二十日程度 누워있을 程度며 그 以外는 病을 모르고 참살찌고 氣運 좋은 身體였읍니다.

再昨年五月(長男을 낳고 一年後) 좀 感氣가든 것이 急性腎炎이 되어 同時에 肝臟도 惡化되었읍니다만 곧 入院하여 肝臟은 完治가 되었읍니다.

入院二十日後 赤血球는 안나오게 되었으나 蛋白은 아직도 ○、五%남아 있었으나 집이가까워서 退院하고 十月頃까지 「카르치콜」의 注射를 계속하였으나 依然히 蛋白은 波狀的으로 되풀이되고 있읍니다.

어느 醫師의 診察을 받아본즉, 蛋白은 나오지 않고 念慮할 必要가 없으니 感氣에 걸리지 않도록 注意하고 「乾布맛사-지」를 해보도록 勸誘를 받았읍니다。

그러나 昨年四月에 姙娠하여 中絶의 手術을 받고 五、六月에 兒孩들의 病때문에 睡眠 不足을 招來했고 게다가 感氣에 걸렸읍니다。 조금 熱이 있어서 病院에 가본즉 肝臟再發이라 하기에 入院했읍니다。

肝臟엔 藥도 없고 注射도 없어 安靜하고 食餌療法을 하고 營養補給에 葡萄糖을 隔日로 注射하고 있어 지금은 蛋白이 ○、一乃至 ○、二%程度、 赤血球는 一週間에 一回乃至二回 나올 程度 나와도 一球나 二球程度라 합니다。 急性으로 二個月程度면 좋아진다고 했는데 좋아지지 않는 것을 봐서는 벌써 慢性이 되어서 이以上 現代醫學에서는 좋아지는 方法이 없다고합니다。

여러 사람으로부터 親切하게 藥草를 배워서 昨年에는 接骨木을 煎服해 봤읍니다。 그리고 수박접지 玉蜀鬚 六月엔 每日 수박을 먹었읍니다。

再發했을땐 尿量이 매우적어 一日五百CC 程度였는데 지금은 千三百CC程도 됩니다。 最初부터 浮腫은 없었읍니다。

어느날 「螻蛄」라해서 地中에 잘 파고들어가는 小虫의 黑燒가 좋다는 소리를듣고 十餘日 먹었읍니다만 尿中의 赤血球가 增加되는 듯하여 中止했읍니다。 其外 여러가지 가르침을 받았으나 素人의 말이되어서 믿어지지않고 또 分量등을 그릇되게 取扱하면 오히려 惡化되겠다는 念慮가있어 先生任의 指導를 받고저 합니다。

答 腎臟炎은 急性中에 鹽分을 絶斷하고 絶對安靜을 取하면 治癒됩니다마는 그래도 相當한 長期間療養하지 않으면 안됩니다。 나의 先生이며 現在 大病院의 院長으로 계시는 분은 젊을때 腎臟炎에 걸려 그때 一年間 絶對安靜을 取했다고 합니다。 이書信의 主人은 二十日間의 入院과 그後의 通院으로서 急性腎臟炎이 나았다고하나 生覺엽데는 治癒가 되지 않고있다가 姙娠과 感氣時에 再燃된 것이 아닌지 모르겠읍니다。

婚人들은 姙娠中에 흔히 腎臟炎에 걸리게 되는데 한번걸리면 좀처럼 낫기 힘듭니다。 나의 親友의 婚人이 二十七歲時 姙娠中에 腎臟炎(姙娠腎炎)에 걸려 症狀이 惡化一路였기 때문에 人工中絶을 했읍니다。 그러나 그래도 頭痛과 蛋白尿는 一個月以上이 되어도 없어지지 않았읍니다。 그때에 左下腹部에 가벼운 壓痛이 있는点과 頭痛을 目標로해서 當歸芍藥散을 주어서 겨우 十日間으로서 全治했읍니다。

이분도 當歸芍藥散이나 八味丸이 좋다고 生覺합니다。 이들의 藥을 繼續해봐서 조금도 効果가 없거든 小柴胡湯加茯苓黃連이 좋겠읍니다。

또 當歸芍藥散이나 八味丸 牛車腎氣丸등을 五、六年계속 服用해서 慢性腎臟炎이 治癒되는 수도 있읍니다。 假令 尿의 蛋白이 깨끗이 없어지지 않아도 全身의 氣分이 좋아지고 日常生活에 支障이 없어 집니다。

E 抑留生活後에 「네프로-제」에 걸린 三十六歲의 男子

問 突然 一農夫로부터 相談을 올립니다。

① 抑留生活後 일에極甚한 疲勞感을 느끼고 일을하여도 能率도 오르지않고 그러나 生活때
문에 無理한 勞動을 했읍니다。

② 昨年 二月中旬頃 더욱더 疲勞가 甚해져 봄의 農繁期가 念慮되어 病院에서 診察結果「네
프로―제」의 診斷으로 約 二個月 療養했읍니다。

③ 五月 中旬頃 어느날 多少無理한 勞動을한 結果、腰에서 背、肩、項에 걸쳐 凝痛이 생
기고 關節이나 筋肉도 아프고 心身共히 疲勞가 甚하여 休養했읍니다。
食慾、便通、體溫、血壓등은 正常으로 X래이 撮影에도 異常이없다고 했읍니다。檢査하면
언제나 蛋白은 나왔읍니다。安靜하고 있으면 거의 苦痛은 없으나 조금이라도 움직이면 한숨
이 나올 程度로 疲勞感이 생기고 腰背의 兩側、肩背가 땅깁니다。
다리가 寒冷해지고 새벽녘이 되면 겨우 따뜻해 질 程度 冷했을뿐 밤중에 四、五回나 小便
봅니다。

④ 昨年九月頃부터는 어느程度 回復된듯하여 重勞動은 避하고 今年八月末까지 일했읍니다
마는 再次惡化되어서 診察을 받았읍니다。

⑤ 腎臟以外에 肝臟도 나빠졌다고 하면서 肩부터 腰까지 凝痛하는 곳에 注射를하고 電氣
治療도 約 一個月받았으나 일하지않는 程度 몸이 가벼워진 듯 했읍니다。

每日 일하여도 生活苦에 허덕이는 形便인데 二年동안을 이러 저러 보내고 보니 醫療費와
九人家族의 生活費에 精神的打擊이 큽니다。
저는 三十六歲、二十五歲까지는 健康했었는데 三年間의 捕虜生活中에 한번 風土病에 걸려

歸還以來 心身狀態가 좋지않았고 最近 特히 惡化되어 있읍니다。

現在의 症狀은 足이 冷하고 목이 마릅(渴)니다。 밤중 二回程度 小便을 봅니다마는 尿에 糖分은 없읍니다。 팔을 使用하면 팔이 다리를 使用하면 다리가 짐을 등에지면 등이 몇일을 계속하여 아픕니다。

答 「네프로ー제」는 治癒하기 어려운 病으로서 治療도 퍽힘듭니다。 이것을 素人에게 맡기고 治療받는다는 것은 危險한일입니다。 여기에서는「네프로ー제」에 잘쓰이는 處方을 말씀드리겠읍니다。

兒孩들의「네프로ー제」가 **補中治濕湯**으로서 고쳐진일이있읍니다。 또 茵蔯蒿湯이 매우 効果가 있다고 합니다。 그러나 補中治濕湯을 服用하면 嘔吐해서 못마실때도 있읍니다。

이분은 咽乾하고 밤에 小便을 二回나 본다고하니 **八味丸**이 좋지않나。 生覺합니다。 萬一 八味丸을 服用해서 胃腸이 나빠지든지 食慾이 減少되든지 嘔氣나 下痢가 생기든지하면 **五苓散**이 좋겠읍니다。

그外에「네프로ー제」에는 **當歸胡藥散**이 좋을때도있고 當歸胡藥散에 小量의 八味丸(丸藥)을 兼用해서 좋을때도 있읍니다。

또 心臟이 弱하고 肝臟이 부어서 呼吸이 괴롭고 浮腫이 甚하여 尿의 排出이 甚히 나쁠때는 **木防己湯**을 쓸때도 있읍니다만 그와 같이되면 重症으로 回復이 어려울듯 합니다。

急性腎臟炎은 絕對로 安靜을 지키는것이 重要합니다。腎臟炎은 急性中은 잘낫지만 慢性이 되면 좀처럼 낫지않고 또한 治癒하는 期間도 길게됩니다。「네프로—제」患者는 恒常安靜을 取하지 않으면 안됩니다。

慢性腎臟炎은 安靜의 程度도 病狀의 따라서 相違합니다。浮腫도 없고 尿의 蛋白도 적어면 普通의 生活을 해도 좋을것입니다。그러나 어느때든지 過勞하지 않도록 해야 합니다。또 몸을 참게하면 좋지 않읍니다。그렇기 때문에 차운곳에있든지 水浴을하든지 차거운 飲食物을 많이 먹든지하면 좋지않읍니다。

食鹽의 制限도 急性症의 境遇는 嚴重히 制限해야 합니다。一日의 食鹽量은 된장。간장속의 食鹽도 모두 合쳐 가장 嚴重한 制限을 할때는 二瓶程度 多少症常이 回復해서 浮腫이 減少해지면 五瓶程度입니다。그러나 慢性의 境遇 너무지나치게 食鹽을 制限하면 氣運이 빠집니다。그래서 食鹽量은 一日에 十瓶程度로 합니다。

香辛料나 刺激性의 食品 卽 芥子、고추、가루、커피、酒類등은 一切中止합니다。

蛋白質은 前에는 食鹽과 同一하게 制限했으나 最近에는 오히려 蛋白質을 取하는 便이 좋겠다고 生覺하고 있읍니다。特히「네프로—제」는「蛋白多量攝取法」이 나올 程度로 蛋白質을 多量으로 取합니다。良質의 蛋白質은 牛乳와 그의 製品 大豆、豆腐、納豆、白身의 海魚등입니다。牛肉、豚肉은 좋지 않읍니다。其他 野菜、海藻類、果實등은 되도록이면 많이 取하는 것이 좋읍니다。

膀胱炎

膀胱炎에는 大腸菌、葡萄球菌등에 依한 單純性의 炎症과 淋菌에 依한 淋疾性의 것 結核菌에 依한 膀胱結核도 있읍니다 그중에 結核性의 것은 腎臟結核의 項을 參照하십시오.

膀胱炎은 急性의 境遇는「설파劑」나 抗生物質로서 고칠 수 있으나 그中에는 이들의 藥이 듣지않고 오래되어서 慢性이 되어 언제나 病이 再發되는 常習性의 것도 적지 않읍니다。漢方療法은 이와같은 境遇에 效果가 있읍니다。또「설파劑」를 服用하면 곧 胃腸이 나빠지는 사람이나 抗生物質에 過敏한 體質의 사람도 漢方療法이 適合합니다。

膀胱炎의 實例와 治療法

A 産後의 膀胱炎、子宮後屈의 手術을 해도 治癒되지 않는 사람

問 참으로 失禮의 말씀입니다만 先生任의 가르침을 받고저 합니다。實은 五年前 세번째의 解産에서 帶下가 있고 下腹이 부어서 아프기도 하고 腰痛도 생기고하여 時時 醫師에 다녔읍니다。去年四月 手術을 받느라고 姙娠中 人工流産을 시켰읍니다。그때문인지 어떤지는 確實히 알수 없읍니다만 六月頃부터 小便이 가까워지고 診察을 받은즉 膀胱炎이라하여 通院했

읍니다만 좀처럼 낫지않고 帶下가 있으면 治療할 수 없으니 婦人科로 가보라 하기에 婦人科로 가본즉 子宮後屈이라하여 곧 手術을 받았읍니다。 거기에서 膀胱도함께 新藥으로서 治療를 받고 退院을 했읍니다만 그後에도 亦是帶下는 있고 小便이 가깝읍니다。 化學藥도 服用했읍니다만 좀처럼 잘 안됩니다。

지금의 症狀으로서는 다리(足)가 몹시 冷해지고 色이있는 黃色의 냄새나는 帶下가있고 腰痛耳鳴도 多少있읍니다。 膀胱아프지 않고 小便이 너무 가깝습니다。 年令은 二十七歲입니다。 漢方療法은 매우 좋다고 하는데 저의 境遇服用하여 좋은 藥이 있겠읍니까。

答 膀胱炎은 細菌이 尿道를 通해서 膀胱에들어가 거기에 炎症이 생기는 것입니다。 그 때문에 細菌이 侵入하기 쉬운 構造의 婦人에게 많은 것입니다。

이분은 子宮後屈의 手術까지 받았다고 하는데 그렇게 하여도、膀胱炎은 治癒되지 않는다는 것을 이 書信은 잘 表現하고 있읍니다。 그러나 무엇때문에 子宮後屈의 手術을 하였는지 알수가 없읍니다。 化學療法劑도 效果가 없었는듯 합니다。 이와같은분의 病을 고치는 길은 漢方療法外에는 別道理가 없읍니다。

왜냐하면 化學療法도 效果가 없다는 것은 細菌이 藥에 對한 抵抗力(耐性)이 생겼거나 或은 細菌性의 炎症이 아니고 體質에서 나오는 것인지 알수 없기 때문입니다。

이와같은 境遇에 龍胆瀉肝湯이나 當歸芍藥散이 좋다고 生覺합니다。

龍膽瀉肝湯은 排尿時痛症이 있든지 尿가 남아있는 感이있든지 尿意가 恒常일어 나든지 尿

가 濁하든지 陰部가 부어(腫)서 아프든지 婦人의 帶下가있고、 脈이나 腹이 튼튼하고 緊張이 좋은 사람에게 使用합니다。

當歸芎藥散은 冷症으로 腰痛이있고 小便이 가깝고 婦人의 帶下가 있든지하여 貧血性의 虛弱한 사람에게 씁니다。 이와같은 藥을 쓰는 境遇에도 病이 이와 같이 慢性이된 분은 二、三個月 服藥을 繼續하여야 합니다。

B 하로밤에 四十回나 小便을보며 疼痛이 甚한 六十歲의 婦人

問 저는 今年六十歲의 女子입니다。 十八歲時 結婚하여 翌年七月에는 옛날消渴이라는 病에 걸려 病院에서 治療받고 一時 좋아졌읍니다。 後日알고보니 主人이 저가結婚한 前年에 淋疾에 걸려서 퍽 甚했다 합니다。 그러나 그後부터는 主人은 한번도 病이 나오지 아니하나 저는 十九歲時부터 病根이 끊어지지않고 隨時 病이 나타나나 大스럽지 않아서 五十歲가 될때까지 放置해 두었읍니다。 그런데 그때부터 病이 甚히 惡化되어 痛症을 크게느끼게되어 五、六人의 醫師에게 보였읍니다。 처음엔 藥도 잘들었으나 現在는 効果가 없읍니다。

病이 甚할때는 하루밤에 四十回程度 小便을 봅니다。 經過가 좋을땐 二十五回程度입니다。 痛症도 極甚합니다 몸에 熱이 있을때는 濃한 茶色尿가 나오면서 膀胱이 甚히 아픕니다。 이와 같은 때는 옷나무(漆)을 煎하여 마시든지 白砂糖을 熱湯에 타서 마시면 一時的으로 平安해집니다。

小便이 끝나고 二十分도 지나지 않는 동안에 또 尿意가 생기고 膀胱이 부풀어 터질듯한 感

이 듭니다。 그런 때는 尿가 남아 있는듯하여 小便을 보고싶고 조금만 나오면 참기 좋을程度로 됩니다。 이와 같이 나이가 많아지고 이 地境이니 참으로 苦生스럽읍니다。

醫師의 말씀은 저의 尿道에는 菌이 있어서 治療하기 힘든다는것입니다。「페니시링」「마이싱」등 强한 注射를 많이 맞았으나 菌이 抵抗이 强해서인지 効果가 全無합니다。漢方의 좋은 藥을 服用하고 싶습니다。

答 이분의 境遇、問題가 되는 点은 小便의 回數가 甚히 많다는 点입니다。 여기에 **八味丸**과 **五淋散**의 두 處方을 生覺할 수 있읍니다。 八味丸은 冷症으로서 小便이 氣分좋게 通하지 않고 그리고 回數가 많 밤에도 몇번이나 깨어서보는분에 씁니다。 이와 같은 분은 腰痛이있고 腰部下肢가 冷해지고 저릴때도 있읍니다。

五苓散은 小便의 조금씩 조금씩 나오면서 그때 痛症이 있든지 排尿後 아프든지 그리고 언제나 尿意가 있는 그러한 때 使用합니다。

이분도 이 두處方中에 選定하면 좋을 것입니다。 그러나 그와 같이 慢性이된 사람은 이와 같은 藥을 一年程度 根氣있게 服用치 않으면 根治할 수 없읍니다 그러나 根氣있게 治療만 하면 完治될 수 있읍니다。

C **排尿前後에 苦痛이 있는 慢性膀胱炎**

問 저는 七年前에 肺結核에 걸려 그것은 全治되었읍니다。 五年前에 胃下垂의 手術을 받

았읍니다。三年前에 膀胱의 激痛을 느끼고 頻尿、血尿、膿尿를 보게되어 ○○病院에서 受診結果 尿中의 結核菌、淋菌은 모두 陰性이 었읍니다。그런데 여러가지 治療의 効果도없이 昨年 다시 同病院에서 膀胱鏡에 依한 檢査를 받고 膀胱의 出口는 조금 出血하고 있으나 X레이 檢査에서 腎臟에 異常이 없다고 하고 慢性膀胱炎의 診斷을 받았읍니다…

現在의 症狀을 말씀드리면 尿는 一日 十七八回있고 排尿時에 尿道가 아프며 排尿前이나 排尿後에도 苦痛스랍읍니다…檢尿의 結果 葡萄球菌과 双球菌이 있다 합니다… 그러나 그菌에 効果를 期待할만한 藥이 없다하니 死刑宣告를 받은거나 다름없읍니다…便通은 一日 一回程度 多少便秘의 氣味가 있읍니다…胃도 弱하고 時時로 微熱이 있읍니다…先生任、이와 같은 不幸한 저를 救해주십시요…

答 이분에게는 **五苓散**이나 **猪苓湯**이 좋다고 生覺합니다…五苓散은 **B人의** 欄에서 說明했읍니다…

猪苓湯은 一回의 排尿量이 적고 排尿가 困難하며 或은 小便이 힘없이 小量 나오고 排尿時나 排苓後에 疼痛이있고 不快感이 남는 境遇에 使用합니다…

胃腸이 튼튼하면 **猪苓湯合四物湯**으로하면 慢性症에는 一層좋은 때가 있읍니다…

D 尿意가 頻繁한 婦人

問 저는 昨年十三月 膀胱炎에 걸려 當時는 疼痛이 있고 頻尿、殘尿感이 있어서 多種의 治

療와 漢方藥도 服用했으나 全治가 안되고 現在에 이르렀읍니다… 目下의 自覺症狀은 다음과 같읍니다…

① 排尿時의 不快感이 消去되지 않고 恒急 小便 보러가고 싶은 氣分입니다 (回數、量、疼痛등은 없어졌읍니다)

② 外陰部의 充血이 생기고 疼痛이 없어지지 않읍니다 (많은 散布藥、注射도 無効)

③ 三十六歲의 女子

檢尿의 結果 몇번이나 檢査해도 細菌其他의 原因이 나타나지 않기때문에 神經症으로서의 治療도 했읍니다…

答 이분은 膀胱炎 때문에 相當히 神經質이 된것이 아닌가고 生覺합니다…膀胱炎의 實際의 症狀은 거의 治癒되어 있는데 不快感이 남고 不安도 强한 듯합니다… 이와같은 境遇에버 猪苓湯이 좋겠읍니다…

其他의 養生法

食物에서 注意할것은 다음과 같은 것이 있읍니다…香辛料는 一切取해선 안됩니다…例를 들면 芥子 胡椒、카래등입니다…酒類도 좋지않읍니다…또 過度히 鹽辛한거나 신(酸)것도 좋지 않읍니다 따라서 密柑같은 것도 좋지 않읍니다…

其他注意할 点은 下半身、即下腹、腰足등은 차(茶)게하지 않도록하고 되도록 安靜을 取하는 것이 좋겠읍니다…

腎盂炎

腎盂炎은 突然熱이 나와서 尿가 濁해지는 病입니다… 그때에 惡寒戰慄을 隨伴하든지 腰部의脹痛이든지합다…

腎盂炎에는 抗生物質을 써도 좀처럼 治癒가 않될 때도 있읍니다… 또 腎盂炎은 膀胱炎을 倂發하든지 腎盂炎이 大體治癒된 뒤에 膀胱炎이 될때도 있읍니다… 이와같은 때에 漢方療法이 奏効를 나타 냅니다…

腎盂炎의實例와 治療法

問 前略西紀一九三三年生의 婦人이 今年一月에 셋째의 兒孩를 解產했읍니다 무슨 無理가 있었든지 三月부터 머리가 무겁다고 하면서 八月까지 자고께고 하면서 不安하게 지냈읍니다 그동안에도 좋다하는것을 모두 해보았으나… 더 惡化 되어가기에 醫師에게 往診을 請해본즉 그분이 責任지고 고쳐주겠다 하기에 그말을 全的信任하 、隔日로 注射을 맞았는데 한날 急히 體温이 四十度나 上昇하여 手足이 막대(棒)처럼 굳어지고 참으로 危險한 狀態로 變했읍니다。 그때도 注射로서 手足이 自由롭게 되기는 했읍니다마는 그後 醫師를 바꾸어 본즉 腎盂炎이라하며 三十七度 程度의 熱이 계속되고 너무 땀이나서 衣服을 每日한번씩 갈아입어야

될 程度입니다。(또 腹部에 힘없다) 땀이 나오면 氣分이 좋아지나 熱이 나기 前에 퍽氣分이 나쁘며 心身共히 弱해져 걱정하고 있읍니다。醫師는 다른데는 아무런 故障이 없으니 念慮말라고 합니다。한때는 急히 熱이 三十八分程度로 오르기에 多少强한 藥을 服用시킨 것습니다 그런데 그로부터 땀도 나지않고 全혀 머리를 들수가 없고 얼마동안 기운이 없었다 하며 小便은 日三回 大便 便通이 안되어 浣腸하고 있읍니다。

요사이는 밤에 잠이 잘옵니다만 이와같은 症狀에 좋은 漢方藥이 없겠는지요。

答 腎盂炎으로 高熱이 上下하며 頭痛이 날때는 **柴胡桂湯**이 좋습니다。 이분도 熱이 있었을때는 이 藥이 좋았을 것입니다。

또 熱이 언재까지나 繼續하여 食欲이 없어지고 嘔吐가 있을때는 **小柴胡湯**이 좋습니다。

現在 이 사람은 매우 神經質이 되어있읍니다。 또 體力도 衰弱해있으니 그런 때에는 加味逍遙散이 좋으리라 生覺합니다。

加味逍遙散은 小柴胡湯을 쓰고 싶을때에 體力이 衰하고 神經質이 되어 있는분에 使用합니다。

腎盂炎의 養生法이나 注意事項은 膀胱炎의 境遇와 같이하면 좋습니다。

또 腎盂炎의 境遇도 오래된 것은 二、三個月은 服藥을 계속하여야 됩니다。

前立腺肥大

前立腺肥大란 病은 (攝護腺이라고도함) 膀胱의 出口의 가까이에있는 男性의 器關이 부엇기 (腫)때문에 尿道가 좁아저 尿가 排出하기 힘드는 病입니다。이 病은 老人性變化로서 男性에만 생기는 病입니다。

前立腺肥大의 實例와 治療法

A 排尿가 困難하며 밤에 三回小便때문에 일어나는 老人

問 저는 當年六十六歲의 男子、昨年十一月頃부터 尿의 排出이 나쁘고 膀胱이 없어진 氣分입니다。尿道가 좁아진것 같기도 합니다。醫師를 찾아가서 四、五回 管을 넣어서 尿를 取하고 膀胱을 씻었읍니다。

漢方藥局에서 購入하여 服用했으나 排尿가 多少좋아지다가 또다시 惡化하면서 되풀이합니다。現在는 排尿는 그대로되나 膀胱있는 곳이 웬지 氣分이 나쁘며 밤에는 三回程度 小使을 봅니다。좋은 漢方藥을 가르쳐 주십시요。

答 이분의 醫信에는 病名이 쓰여지지 않았읍니다마는 이것은 前立腺肥大의 初期의 病狀

입니다。 漢方藥은 八味丸이라는 處方을쓰면 좋겠읍니다。 이藥은 普通 丸藥이 되어 있읍니다
만 症狀이 甚할때에는 煎藥해서 服用하는 便이 좋습다。
또 注意해야할 點은 前立腺이나 膀胱의 病이라도 排尿가 나쁘고 그리고 殘感이 생기고
尿意가 頻繁해지며 前立腺肥大에 恰似한 症狀을 나타냅니다。 이와 같은 病이라도 手術을하면
좋아지는수가 있으니 잘 鑑別해야 합니다。 이분도 한번 精密檢査를 받아서 病名을 明確키
해두는 것이 좋겠읍니다。
八味丸은 老人에게 잘 쓰여지는 藥으로서 腰足이 冷해지고 下腹部나 腰足에 힘이 없고 尿
가가까워 지고 排尿困難이 있든지 밤에 小便때문에 여러번 일어나야 하는 境遇에 쓰이는 藥
입니다。 煎服할때는 八味地黃이라고도 부릅니다。

B 前立腺肥大로 診斷된 六十五歲의 男子

問 六十五歲이 男子、數年前부터 小便이 가까워져 밤에 八、九回나 일어나야 되니 잠자는
時間이 없읍니다。 一回에 조금씩 나오기 때문에 언제나 尿意가 생깁니다。 醫師의 診斷에는
前立腺肥大라하여 「女性홀몬」의 注射를 하고있읍니다。 처음동안은 多少效果가 있는듯 하였
으나 요사이는 前과 同一합니다。
水術을 하라고 하나 手術치않고 고치고 싶습니다。

答 이분도 八味丸이 좋겠읍니다。 이 病은 元來 老化現象에서 오는 病이기 때문에 漢方藥

을 服用해서 좋아졌다하드라도 相當히 長期間 服用을 계속해야 합니다。

C 七十二歲의 男子、排尿가 困難하여 手術을 받으면 좋다고하지만

問 저의 父親은 今年七十二歲로서 五年前부터 中風으로 苦生하고 있읍니다。그런데 排尿가 困難하여 一回에 五〇 程度이며 한時間에 한번씩 小便을 봅니다。게다가 甚한 便秘때문에 언재나 浣腸하고 下劑를 服用하고 있읍니다。大便이 氣分좋게 나오도록하는 方法이 없겠는지요。醫師는 前立腺이 肥大되어 있다고 합니다。手術을 하면 좋아진다고 하나 그 身體로서는 困難할것 같습니다。

答 이분도 **八味丸**이 좋겠읍니다。八味丸에는 下劑가 들지는 않았으나 便通도 좋아지는수가 있읍니다。萬一 八味丸으로서 便通이 안되면 **桃核承氣湯**이 좋으리라 生覺합니다。 또 桃核承氣湯과 八味丸을 兼用해도 좋겠읍니다。

桃核氣湯은 身體의 下部에 鬱血이나 腫張이 있어서 排尿가 나쁘거나 便秘하는 분에게 좋은 處方입니다。

前立腺肥大(老化)의 防止法

前立腺肥大는 老化現象이기 때문에 이 病을 防止한다는 것을 老化를 防止하는 것과 같습니다. 여기에 重要한 것은 前述한 바와 같이 動物性蛋白質을 너무많이 攝取하지 말것 野菜를 많이 먹는 일입니다. 이 事實은 中年以後의 사람에겐 모두 該當되는 말입니다.

高血壓症

高血壓症이란 病은 病名그대로 血壓이 普通人의 標準보다 높아진 것으로서 그 程度는 一般的으로 最大血壓(心臟의 收縮期의 血壓)이 一五〇—一六〇以上 最小血壓(心臟의 擴張期의 血壓)이 九〇以上의 境遇를 말합니다。普通 高血壓症이라 하는것은 本態性高血壓症을 말하며 이것은 血壓이 높은 것만이 病인 것입니다。本態性高血壓症의 原因은 여러가지 說이 있읍니다마는 明確한 것은 알수 없읍니다。但 되풀이하면서 加해지는「스트래스」나 精神緊張의 連續은 때때로 血壓의 亢進을 招來합니다。

그外에 腎臟性高血壓症이라고 하는것이 있읍니다。그것은 腎臟炎 萎縮腎등이 原因이 됩니다。

腎臟性高血壓症은 많은 境遇惡性으로서 治癒되기 힘드는 病입니다。이 病의 漢方療法은 腎臟炎이나「네프로—제」의 治療에 準해서합니다。그래서 本欄에서는 本態性 高血壓症에 對한 治療를 말씀드립니다。

高血壓症의 實例와 治療法

A 本態性高血壓으로 心臟이 肥大한 五十九歲의 男子

問 五十九歲의 男子입니다。昨年 偶然한 機會에 血壓이 높다는 것을 알고 그때부터 繼續하여 注射와 服藥을 하였읍니다。現在는 一八〇內外까지 下降했읍니다。그동안 血液檢査와 檢尿를 해봤으나 別다른 異常은 없다고 합니다。

自覺症狀으로서는 步行時 胸部重壓感과 呼吸苦가 있을뿐 그外는 아무런支障이 없읍니다。醫師는 本態性高血으로 診斷하고 心藏이 肥大하여 있다고 합니다。現在「애가링」을 服用中입니다。무슨좋은 藥이 없을런지요。

答 高壓의 治療도 亦是症狀과 體質에 따라서 處方을 決定하게 됩니다。그리고 肥大하고 튼튼한 體格의 사람과 瘦ㅊ하고 虛弱한 體格의 사람과는 使用하는 藥이 相違합니다。

이분이 冷症이 아니고 肥滿型의 사람이라면 胸部의 重壓感은 肥滿 때문에 心臟의 負擔이 많아져서 생기는 것입니다。

이러한 境遇는 **大柴胡湯**이나 **柴胡加龍骨牡蠣湯**이 좋겠읍니다。이때에 便秘하고 있으면 그 程度에 따라서 大黃의 量을 加感합니다。萬一 大便이 快通하고 있을때는 大黃은 除去하고 씁니다。

또 이분이 瘦瘠하고 虛弱한 體質의 사람으로서 胸部에 壓迫感을 느끼게 된다면 前記의 藥은 쓸 수 없읍니다。

大柴胡湯이나 柴胡加龍骨牡蠣湯은 漢方에서 **胸脇苦滿**이란 症狀이 있을때 씁니다。

이 症狀은 胸部나 上腹部가 막힌듯한 苦感이있고 仰臥해서 명뼈밑에서 左右의 季肋의 下部를 指先으로 壓하면 腹硬하고 壓했을때 抵抗이있고 强하게 壓하면 壓痛이 있읍니다。

이 胸脇苦滿은 肥大한 사람에게나 튼튼한 體格의 사람에게 흔히 나타납니다。 그리고 그것을 고치지 않으면 肩凝頭重目眩등이 낫지않고 血壓은 지금의 降壓劑등으로서 一時的으로 내려가도 藥을 中止하면 곧 上昇해 버립니다。

大柴胡湯은 그와같은 사람으로서 肩凝、頭重등이 있고 便秘하여 血壓이 높은분에 使用합니다。

柴胡加龍骨牡蠣湯은 그와같은 분으로서 動悸、呼吸苦、目眩、不安感등이 있어 不眠하며 疲勞하기 쉬운분에게 씁니다。

우리들은 이들의 處方에 黃連二瓦、釣藤四瓦를 加하여 쓸때도 있읍니다。

B 血壓이 높으고 心鬱하며 空然한 근심걱정이 互한 사람

問 實은 三年前부터 머리(頭)가 희미하고 눈이 어지러워서 苦生하고 있읍니다。 血壓도 처음엔 二百程度 되었는데 現在는 알 수 없읍니다。 그때문에 精神的 苦憫이 많아 마음이 무겁고 憂鬱합니다。現在는 病床에 누워있지는 않습니다。 醫師도 여러분 바꾸어 봤읍니다 또 電氣治療도 五個月 받았으나 別効果없고 新聞雜誌등에 나오는 좋은 藥도 많이 服用했으나 効果가 나타나지 않습니다。 一流病院은 別로 안가본 곳이 없읍니다。 現在도 玄草決明子其他

二、三種類를 煎해서 服用하고 있읍니다。 저에게 合當한 藥을 가르쳐 주십시요。
年令은 五十八歲 體重은 十六貫입니다。

答 이분이 肥滿型으로서 腹部가 부른(脹) 사람이라면 柴胡加龍骨牡蠣湯이 좋겠 읍니다。 이 藥으로서 胸部의 답답한 症勢나 憂鬱感도 없어지고 血壓도 下降됩니다。 이때 黃連과 釣藤을 加하면 一屬좋을때가 있읍니다。

萬一 이분이 瘦瘠하고 虛弱한 사람이라면 桂枝加龍骨牡蠣湯이나 溫淸飮이 좋겠읍니다。

桂枝加龍骨牡蠣湯은 柴胡加龍骨牡蠣湯을 쓰고싶은症 卽 動悸、目眩、不安、不眠등의 症狀이있으며 柴胡龍牡蠣湯의 適應症과는 달라 瘦瘠型으로 虛弱한분에게 씁니다。

溫淸飮에 對하여선 後述하겠읍니다。

C 血壓이 높으며 動悸不安이 있는 婦人

今年 四十八才의 女子입니다。 西紀 一九五二年十月頃 每月의 生理로부터 繼續하여 많은 出血을 하고 그後 治療를 받고있든 途中에 血壓이 二四〇以上으로 上昇하여 醫師들에게 보여봤읍니다。 元來부터 健康한 便이 못되고 月經도 不順하였읍니다。 出血前에 子宮筋肉이 있다고 하기에 一九五三年四月에 子宮筋肉의 手術을 받고저 入院하여 再診察의 結果筋肉은 없다는 것이어서 그대로 入院하여 腦下垂體의 埋沒療法을 받고 退院했읍니다。 그後 一九五四年九月까지 高血壓의 治療를 받았읍니다。 그동안은 머리가 무겁고 어께가 배근하며 病에 對한 恐怖도있고 時時心臟의 動悸도 甚해져 醫師를 부르고 騷動을 한적도 있었읍니다。 十月頃부

터는 血壓이 一八〇程度로 내렸오나 心臟의 動悸가 甚해져서 그 動悸가 全身에 느껴지는 氣分이나서 처음에는 背部一部에서느낀 熱感이 背全體에 느끼게되고 最近엔 以前과 같이 가만히 있을수 없고 不安한狀態입니다。

關節의 마디마디가 아프고 更年期障害라고 합니다마는 自己로서는 어쩔수없는 苦痛입니다 最近 가까운 醫大에서 診察을 받은즉 血壓은 一四〇程度 心臟肥大 動脈硬化로 診斷받고 집에서 臥床하고 있읍니다。

이러한 病에는 漢方이 좋다고 生覺하는데 좋은 方法이 없겠읍니까

答 이분도 **柴胡加龍骨牡蠣湯**이 좋겠읍니다。 그러나 萬一 이분이 瘦瘠한 型이거나 肥大하여도 筋肉의 緊脹이 풀린 虛弱한 體質의 사람이면 **加味逍遙散**이 좋다고 生覺합니다。 이 處方에 對해서는 後述하겠읍니다。

D 血壓이 높고 一身이 아프며 肩凝이 생기며 心不安한 四十五歲의 主婦

問 저는 四十五歲의 主婦로서 七人의 兒孩를 爲해서 戰時中엔 食糧 戰後는 重稅때문에 無理와 걱정이 繼續한탓인지 一年前부터 神經痛과 같은 「류ー마치스」와 같은 疼痛이 여기저기에 나타나고 肩凝 上氣하여 다리가 冷하고 後頭部가 特히 凝해서 血 은 一八〇程度로 오르고 氣分이 나쁘며 어지러워 醫師의 注射나 針도 맞았으나 좀처럼 好轉되지 않습니다。

月經은 三個月에 一回程度입니다。 그리고 명뼈밑의 左右똑 肋骨下를 누르면 매우 아픕니다。

이것은 神經痛입니까 大便은 每日있고 食欲도 普通입니다。 몸은 여위고 蒼白하며 足冷하며 頭凝도 있읍니다。 血壓은 多血人에게 높다고 하는데 저와같은 貪血症의 사람에도 높을 수가 있겠읍니까 때때로 動悸가있고 動悸가 있을땐 꼭 血壓이 높아집니다。

좋은 藥이 없겠읍니까

答 高血壓으로서 胸血壓오로서 胸脇苦滿이 있는분은 그것을 고치기 前에는 高血이 낫지 않읍니다。 이분은 年令으로 봐서는 更年期障害의 初期라고 볼수있고 人工中絶後에 惡化되었다면 所謂血道입니다。 本態性高血의 原因은 여러 가지있어 한마디로 말할 수는 없으나 內分秘의 影響에 依해서도 나타납니다。 이분의 境遇도 「홀몬」의 異常을 生覺할 수 있읍니다、 그런데 이 境遇의 漢方藥은 胸脇苦滿이 있고 肩凝不安등의 症狀에서 體質이 强한 사람이면 柴胡加龍骨牡蠣湯이 좋겠으나 體質이 瘦瘠하고 다리가 冷하다하니 加味逍遙散이 좋다고 生覺합니다。

加味逍遙散은 虛弱體質의 婦人으로서 肩凝이있고 胸脇苦滿하며 頭重、目眩、動悸、不眠、疲勞易、不安、憂鬱感등이 있어서 血壓의 높을 때에 씁니다。 또 身體가 急히 더워지는 症狀이 있읍니다。

E 長年의 高血壓 頭痛 目眩 肩凝이 甚하다

問 저는 十五年前부터 高血壓으로 診斷되어 靜養하고 있읍니다。 그때는 二二〇에서 一八

○程度 였읍니다。 現在는 二〇〇에서 一八〇程度로 그以下로 내리지 않습니다。
五年前부터 「루찡劑」「 劑」를 每日服用하고 二〇〇까지 오르면 「히포토닝注射」를 맞고 印度蛇木의 藥을 服用한기도 합니다만 洋藥보다 漢方藥을 服用했으면 싶습니다。
腎臟炎은 없읍니다 는 每日 頭痛 肩凝 頸凝 目眩 不安感이 있읍니다。 또 便秘가 있읍니다。 二日便通이 안되면 浣腸하고 있읍니다。 좋은藥을 가르쳐주십시요。

答 이분이 體格이 그대로 좋은 顏色이 붉으스름한 사람이라면 **黃連解毒散**이나 **三黃瀉心湯**이 좋을 것입니다。 萬一 顏色이 좋지않고 貧血症의 사람이라면 **温淸飮**이 좋겠읍니다。 또 아침에 起上했을때 頭痛이 甚하고 氣分도 언재나 憂鬱하면 **釣藤散**이 좋겠읍니다。

黃連解毒湯은 얼굴이 붉으스름하고 튼튼한 體質을 가진 사람이 上氣하기쉬워 氣分이 着心되지않고 頭、痛、目眩、耳鳴、肩凝등이 생겨 不安感이나 不眠이 생길때씁니다。 그때 胃가 나쁘고 心下部가 불룩하여 滯症이 생길때가 많습니다。

三黃瀉心湯은 右와같은 症狀이있고 便秘할때 씁니다。

温淸飮은 三黃瀉心湯과 四物湯의 合方으로서 黃連解毒湯을 쓸 症狀이나 貧血性이며 衰弱한 사람에게 씁니다。

釣臟散은 腦動脈의 硬化가있어 朝起時에 頭痛、肩凝、目眩、不安등이 있을때 씁니다。

F 高血症으로 眩氣가생긴다

問 昨年九月九日夜半 갑작스리 目眩이 甚해져 아침까지 몇번이나 吐했읍니다。 翌日 醫師

의 診斷을 받고 血壓 一八二나 되었읍니다。두분의 醫師는 모두 神經過勞때문이라 합니다。저도 生覺해 보면 六十六이란 年令은 생각치 않고 無理를 해왔는 것이 原因이라고 生覺합니다。

食欲 便通 모두 異常이 없읍니다。眩氣症이 甚하여 十二月頃에 비로서 일어나게 되었으나 步行도 困難하였읍니다。그런데 今年一月末 妻가 腦軟化症으로 死亡하여 精神的 打擊을 받았기 때문에 더욱 體力이 衰해졌읍니다마는 一月에는 겨우 入洛할 수 있게되고 五月中旬에 와서는 많이 回復되었읍니다。그러나 六月頃부터 下痢가 始作되어 七月下旬에는 皮骨相接이 되고 그때문에 降壓劑를 一旦中止하여 葡萄糖과「비타민注射」를 繼續 九月엔 퍽 元氣도 좋아지고 血壓도 一五〇까지 下降 眩氣도 많이 적어 졌읍니다。

甘物을 過食하여 胃腸을나 쁘게했고 너무나 지나친 注意때문에 榮養失調가 되어버린 點을 生覺하여 每日 牛乳二合에 飮事는 보리쌀을 充分히 넣은 麥飯을 먹고있읍니다。第一重 要한 것은「마음가짐」에 있다는 것을 알면서도 모든것이 뜻데로 되지 않습니다。漢方藥으로서 全快를 期하고 싶습니다。

答 이분은 眩氣症이 생기고 胃가 나쁘며 體力이 衰弱한 狀態라고 합니다。萬一 眩氣症이나고 胃가 나쁘며 血壓 높으면 黃連解毒散이 좋습니다마는 이분은 體力이 衰弱해 있는듯 하니 오히려 半夏白朮天麻湯이 좋다고 生覺됩니다。

半夏白朮天麻湯은 平素부터 胃腸이 나쁘며 胃下垂나 胃아토니症이 있는듯한 身體虛弱한 사람으로서 足冷하고 頭痛眩暈이 恒常일어나는 境遇의 高血症에 使用합니다。

이와 같은 虛弱한 사람으로서 萬一胃腸이 나쁘지 않을땐 七物降下湯이 좋겠읍니다。七物降下湯은 四物湯에 黃栢、黃耆、鈎臟을 加한 것으로서 病이 進行하여 尿에 蛋白이나오며 體力이 衰하여 疲勞하기 쉽고 頭痛、眩氣、呼吸苦等이 있어 血壓이 높은때에 씁니다。

G 肥滿症으로 血壓이 높은 五十八歲의 婦人

問 저는 五十八歲의 主婦입니다마는 이때까지 三回나 眼底出血을 해서 血壓은 最大가 언제나 二百內外이고 最低가 一〇〇부터 一一〇程度입니다。自覺的으로는 頭痛이 時時로 있고 움직이면 숨이 피롭습니다。

젊었을때는 瘦瘠하든저가 五十歲頃부터 肥滿해져 지금은 二十貫程度나됩니다。그때문에 움직 인다는 것이 苦痛스러워서 좀처럼 外出은 하지 않습니다。좀여위고 싶어서 하로 二食을하고 脂肪食을 中止하고 野菜나 海藻를 많이 먹고 있이나 여위어지지 않습니다。그리고 大便도 便秘가 甚하고 快通할 때가 없읍니다。每日아침 野菜나 강나무잎(柿葉) 果實의 靑汁을 마시고 있읍니다。

眼底出血은 腦溢血의 前兆라고 하는데 眼底出血하면 꼭 그렇게 되는 것인지요。

現在의 저는 아무런 不自由가 없는 幸福한 家庭主婦입니다마는 앞으로 좀 健康하게 살고 싶다는 것 뿐입니다。무슨 좋은 敎示를 바랍니다。

答 이분은 **大柴胡湯**이나 **黃連解毒散** 或은 그의 合方이 좋겠읍니다。 黃連解毒散에는 止血의 作用도 있읍니다。

H 血壓이 높고 하루 밤에 五六回나 小便을 본다

問 저는 約三年동안 高血壓으로서 一六〇에서 甚할땐 一九〇까지 오를때도 있읍니다。밤에 한숨자고 깨면 小便이 자　보고 싶읍니다。 三十分 사이를 두고 小便을 보고싶을 程度입니다。 膀胱이 적어진 것이나 아닌가 生覺됩니다。참고 있다가는 便所까지 못갈地境입니다 年令이 많아지니까 이렇게된다고 生覺도 됩니다마는 治療의 方法이 있으면 가르쳐 주십시요 한숨자고 깨면 口乾해지고 물은 마시고 싶은 生覺은 없는데 목이 마릅니다。 아침에 起上하면 어깨와 腰足이 묵직은 합니다。治療法을 가르쳐 주십시요。

答 이분에는 **八味丸**이 좋다고 生覺합니다。八味丸은 腰足이 冷해지고 脫力하여 排尿가 시원치 않든지 小便이 頻數해지고 特히 밤으로 甚하여 될때에 使用합니다。 慢性腎臟炎이나 腎硬化症이 있어서 血壓이 높으며 尿에 蛋白이 나올때에도 씁니다。

I 腦溢血 後의 治療는

問 저는 今年 七十歲의 老令입니다마는 三十年前에 突然히 兩쪽 手足과 몸 全體가 저리기 始作하여 特히 左側의 手足과 後頭部가 甚하여 翌日 當地의 醫師의 診察를 받은즉 中風

의 初期로 診斷되어 治療를 받았으나 조금도 効驗이 없었기에 當院의 紹介로서 電氣治療師에게 一個月餘 每日治療받고 指壓法도 받았으나 어느것이나 寸効도 없고 繼續하여 鍼灸治療도 받았으나 効果가 보이지 않았읍니다。 其他數多한 藥을 現在까지 繼續服用하고 있으나 좋아지는 氣分은 全혀 없읍니다。 저린 氣가 조금도 없어지지 않습니다。

最近의 血壓은 一五三—七二程度로 維持하고 있읍니다。 또 步行은 지팡이를 잡지않고 가만히 가면 四粁는 걷습니다。 家事도 힘써 助力하고 있읍니다。

答 옛날 中風이란 病의 一種에 腦溢血에 該當되는 病이 있었읍니다。

腦溢血에는 반다서 血壓이 높을때만 發生하는 病이 아닙니다마는 高血壓의 사람에겐 매우 일어나기 쉬운 病입니다。

한번 腦溢血의 發作이 생기면 痲痺나 저린 感이 좀처럼 없어지지 않습니다。 그러나 輕症의 것은 自然히 나아지는 수도 있고 漢方療法을 早期에 行하면 一層速히 좋아집니다。 그러나 이분은 老令이고 時日도 너무 經過해서 完治한다는 것은 無理라고 生覺합니다。 그러나 이 病에 따라 다니는 再發을 豫防하지 않으면 안되기 때문에 거기에는 漢方療法이 가장 좋습니다。 또 根氣있게 治療하면 저린氣도 相當히 가벼워질 것입니다。

그런데 이분에게 좋은 漢方藥에 對해서는 詳細한 症狀이 쓰여져 있지 않기 때문에 處方을 決定하기가 힘듭니다。 그래서 이와 같은 境遇엔 **大柴胡湯、黃連解毒散、八味丸**등의 어느것이나 擇해서 使用하며는 좋겠읍니다。

其他의 養生法

高血壓症의 原因엔 여러가지 因子가 있어서 아직 決定的으로 말할 수는 없읍니다만 重大한 것은 人間의 生活全體속에 있는듯 합니다。特히 精神狀態와 食物이 크다란 影響力을 가지고 있는 點은 많은 學者들이 認定하고 있는 事實입니다。

精神的 緊張이 오래 繼續하면 血壓이 높아집니다。또 잘 興奮하기 쉬운분이 血壓이 높아지기 쉽습니다。그래서 사람은 언재나 明朗하고 悠悠한 氣分으로서 些少한 일에 怒하지말고 쓸데없는 근심걱정을 하지말며 事物에 놀라지말고 生活하도록해야 되겠읍니다。다음에 食物입니다마는 무엇보다도 大食은 害롭습니다。조금 不足할 程度로 取하는 것이 좋습니다。그래도 肥滿해지는 분은 蛋白質이나 澱粉質을 一層減量해야 됩니다。特히 쌀(米)을 過食하면 腦溢血을 이르키 기쉽다고 합니다 이에 反해서 麥飯이나 雜穀을 먹고 野菜나 海草를 먹는 地方人들은 腦血症이 적고 長命하다고 합니다。

高血에 나쁜 食物은 鹽分이 많은것、刺激性이 있는것、脂肪이 많은 것들입니다。그 外에 牛肉이나 豚肉도 되도록 取하지 않는 것이 좋습니다。그래서 新鮮한 野菜나 海草類를 可能한限 多取하고 蛋白質은 白味의 海魚、小魚、大豆及 納豆、豆腐、牛乳등으로서 取하도록하고 主食은 白米를 禁하고 麥飯이나 七分程度의 混食을 하도록 합니다。嗜好品도 煙草나「커피」는 禁하는 便이 좋습니다。술은 血壓亢進의 程度가 輕한분은 少量은 別無支障하나 大酒를

長年繼續하면 高血壓이되기 쉽습니다。 그러나 이와 같은 분은 少量의 술로서는 참기 힘드니 차라리 完全히 禁酒해 버리도록 힘쓰는 것이 좋겠읍니다。 飮酒家의 大多數는 술과 血壓과는 別相關이 없다고 生覺하고 있는데 大酒를 오래 繼續하고 있으면 例外없이 언젠가는 動脈硬化症이나 高血壓症에 걸려서 腦溢血을 發生하게 됩니다。 또한 甘味類를 多食하는 사람도 亦是[illegible]硬化症이 되기 쉽고, 血壓亢進을 招來하게 됩니다。

糖 尿 病

糖尿病은 尿에 糖分이 나오는 病으로서 그때의 尿中에는 一種의 芳香이 있읍니다。 尿에 糖이 나오는 것은 血液中의 糖分(血糖)의 量이 正常보다 많아지기 때문이며 그것은 膵臟의 「랑겔한스島」의 障害에 依하여 거기에서 分泌되는 「인슈린」이라는 「호몬」이 欠乏하기 때문입니다。 이 「인슈린」이 欠乏하면 血液中의 糖分을 燃燒해서 「카로리」로 變케하고 「구리코ー겐」으로 體內에 貯藏할 수 없게되고 糖分은 腎臟에서 尿中으로 나와 버리게됩니다。

그러면 尿에 糖이나오면 모두 糖尿病인가 하면 그렇지도 않읍니다。 砂糖分을 多量으로 取하든지 한꺼번에 過食하든 지하면 食事性 糖尿라고하여 一時的으로 血糖量이 增加하여 亦是 尿에 糖이나옵니다。 또 腎性糖尿래해서 血糖量은 普通인데도 腎臟부터 糖이 排泄되기 쉽게 되어 尿에 糖이 나오게 됩니다。

糖尿病은 輕한때는 自覺症狀이 別로없고 前述한 바와 같이 尿에 一種의 芳香이 있기 때문에 便所를 掃除하는 사람에게 비로소 알려지게되는 때가 있읍니다。 그것이 病이 進行하게 되면 몹시 空腹을 느끼게되고 자꾸 食物을 먹고싶고 特히 단것(甘)이 먹고싶고 또 목이 매우 마르게 되어 水分을 無制限하게 마시고 싶어집니다。

그 程度가 아닐지라도 癤과 瀉과 같은 腫物이 나오기쉽고 或은 白內障이 나오기도하고 腰痛이나 神經痛이 날때도 있읍니다。 그러나 이들의 症狀은 頑固하여 어떤 治療를 하여도 좀처럼 낫지 않습니다。 그리고 男子의 性欲減退나 女子의 外陰部의 가려운 症도 [illegible] 욱 病이 進行하면 身體가 퍽 瘦瘠하여 집니다。 糖尿病은 「랑겔한스島」의 障害로서 그것이 壞死에 빠지게되면 不治라고 합니다。

그러나 漢方으로서 根氣있게 治療하면 輕한 것은 完治되고 慢性의것도 糖尿의 量이 減少하여 全身의 狀態가 좋아저서 일할 수 있게 되는 것입니다。

糖尿病의 實例와 治療法

A 糖尿病이 再發하여 咽渴하고 夜間尿가 있다

問 저는 三年前糖尿病으로 入院하여 全快되어서 退院했으나 最近 또다시 多少목이 마르고 夜間에 一回排水가있고 檢查해보면 糖質을 包含하고 있기 때문에 完全한 糖尿病이라고 生覺합니다만 이의 漢方療法이 없을런지요 가르쳐 주십시요。

答 이분에는 八味丸이 좋다고 生覺합니다。 八味丸에 對하여선 다음에 詳述하겠읍니다。

B 糖尿病으로서

問 저는 四十七歲의 女子、 四年前부터 糖尿病으로 苦生하고 있읍니다。 食事를하면 尿量

이 增加하고 身體가 衰弱해지기 때문에 될수록 節食하고 있읍니다。「인슈린注射」도 했읍니다마는 좀처럼 容易하게 治療를 볼수 없어 先生任의 藥을 服用하고 싶습니다。

身長은 五尺一寸 體重은 九貫程度 餘病은 現在없읍니다。一見해서 모르는 분은 普通의 健康體로 볼 程度이나。 다리가 저리고 눈이 차츰 보이지 않게 되었읍니다。 그리고 便秘症이 있읍니다。 요사이의 食事는 하로에 牛乳三合、麥飯을 不足한듯이 먹읍니다。

答 이분도 **八味丸**이 좋겠읍니다。 거기에 눈의 症狀을 考慮해서 車前子(三瓦)를 加하면 좋다고 生覺합니다。目標로한 點은 咽乾、尿頻、數或多量、夜小便、腰脚痛或無力、足腫、性欲減退、視力減少등 입니다。

A人은 咽乾、夜小便을 目標로 해서 이 處方을 씁니다。

B人엔 尿量多 足痲 眼力減退등을 目標로 하였읍니다。

우리들은 이 八味丸에 蘭草 連錢草등을 加해서 쓰고 있읍니다。

八味丸은 元來丸藥입니다마는 八味地黃湯으로해서 煎服하면 좋읍니다。 그러나 注意하여야 할 點은 八味丸에는 附子라하는 劇藥이들어 있기때문에 分量과 使用을 그릇치게하면 中毒하게되니 醫師의 指示를 받아서 쓰지않으면 안됩니다。

C 體重二十貫의 中年男子

問 四十五才의 男子、體重은 二十貫을 넘는 肥滿體質입니다。 지금 까지는 그다지 重病을

앓은 일은 없읍니다。 昨年秋 糞尿淸掃夫의 이야기를 듣고 비로서 糖尿病인줄 알게 되었읍니다。 當時는 술도좋아하고 甘物도 좋아 했읍니다마는 지금은 節制하고 米飯도 一日一八〇瓦 거기에 一〇〇瓦의 보리쌀을 混合합니다。 糖尿의 檢査는 每日三回 스스로 試驗하고 있읍니다마는 아침의 尿에는 糖이 없읍니다。 무슨 事情에 依하여 過食하든지 生覺을 너무하든지하면 午後의 尿에 糖이 나옵니다。 血壓은 낮은便이며 最高가 一一四程度입니다。 數年前부터 性慾은 없어지고 兩足이 冷해집니다。 〇〇病院의 先生은 藥은 必要없다고 하기에 服用하고 있지 않읍니다마는 漢方藥을 쓰고 싶읍니다。

答 이분도 八味丸이 좋겠읍니다。 그러나 이분이 萬一肥滿하고 있어서 前述한바 같은 胸脇苦滿이 있으면 **大柴胡加地黃**이 좋겠읍니다。 大柴胡地黃은 肥滿型으로서 體質이 튼튼한 사람이 腹部가큼직하고 胸脇苦滿하며 그리고 糖尿가 있을 때 씁니다。 會社의 社長이나 重役들에게 흔히 있읍니다。

D 糖尿病에 肺結核을 併發한 四十八才의 男子

問 저의 主人은 現在 糖尿病으로서 거기에 肺結核을 併發해서 三年間會社를 쉬고 靜養하고 있읍니다。 年令은 四十八才입니다。 一見해서 患者같지 않읍니다마는 퍽 疲勞하다 합니다 그리고 아침에는 痰이 조금나옵니다 熱은 없읍니다。 肺結核에나 糖尿病에나 脂肪을 많이 取하면 좋다고 하기에 牛肉 豚肉등을 많이 取하고 쌀밥(米飯)은 減量하고 있읍니다。 治療法으

로서는 時時 「인슈린注射」를 하고 最近 「파스」를 服用하고 있읍니다。 糖尿病에도 좋고 肺結核에도 좋은 漢方藥이 없겠읍니까?

答 이분에는 麥門冬飮子나 柴胡桂枝乾姜湯 加麥門冬、五味子가 좋으리라 生覺합니다。

麥門冬飮子는 糖尿病으로서 기침이 나오며 痰이잘 안떨어지고 喫聲하며 咽乾하는데 使用합니다。

柴胡桂枝乾姜湯加麥門冬、五味子는 糖尿病으로서 口乾하며 오래동안 기침을하고 熱이나오며 胸脇苦滿이 있을때에 씁니다。 但 이 두處方은 기침이 안나와도 使用합니다。

E 糖尿病인데 菓子가 자꾸 먹고 싶은 女性

問 저는 三十五才의 未婚의 女性입니다。 七、八年前부터 糖尿病에 걸려 養生하고 있읍니다마는 어쩐지 단것(甘物)을 끊을 수 없어 每日 菓子를 안먹으면 미칠(狂)것 같에서 좋지않다는 菓子를 먹고 있읍니다。 그때문인지、「인슈린注射」를 맞고 漢方藥을 먹어도 効果없고 지금은 九貫이란 여윈 몸이 되었읍니다。

요지음은 조금식 기침도 나와서 肺도 나빠지지 않았나하고 念慮하고 있으나 病院에 가면 菓子를 못먹도록 禁할까싶어 가보지 않았읍니다。 菓子를 먹으면서 잘듣는 漢方藥은 없겠는지요。 菓子가 第一魅力이 있고 죽어도 좋다고 할程度로 菓子가 좋읍니다。

答 이분에게 答합니다。菓子를 먹으면서 糖尿病에 잘듣는 藥은 없읍니다。당신은 養生에 對한 心的態度를 根本的으로 改善하지 않는限 病을 고칠 수는 없을 것입니다。

그러나 좋아하는 것을 中止한다는 것은 괴로운 일입니다。또 病에 나쁜 甘物은 病이 찾는다。라는 말이있읍니다 이와같은때는 몸에 合當한 漢方藥을 쓰면 意外로 좋아하는 것도 自然 멀어지는 수가 있읍니다。당신에 맞는 藥은 前述한 麥門冬飮子가 좋겠읍니다。

其他의 養生法

糖尿病이되는 確實한 原因은 아직 不明합니다마는 大食하는 사람、頭腦勞動이 甚한사람등에 흔히 發生하는 事實은 잘 알고있읍니다。그래서 養生의 一般的인 注意로서는 언제나 食事는 不足할 程度로 取하여 大食하지 않을것 肉食의 偏食을 禁할것 砂糖을 많이 쓴 食事를 禁하는 것등이 첫째要件이며 이것은 또한 糖尿病의 豫防도 되는 것입니다。

또 糖尿病은「마네―쟈病」의 一種으로서 精神作業이 甚하고 精神緊張이나 責任에 恒常쫓기는 事業經營者나 監理職의 사람、醫師등에 많이 있읍니다。그래서 그와같은 사람들의 一般 生活이나 精神生活上의 養生法으로서는 事業上의 여러가지 問題나 念慮之事를 家庭에까지 가져가지 않는것이 于先重要합니다。그리고 하로동안의 暫時라도 精神的 緊張에서 完全히 開放되도록 하는것입니다。또 週末등의 餘暇에는 일에서 完全히 떨어져서 될수 있는 限 運動을 하며「리크래이숀」을 즐기는 것도 좋읍니다。「골프」나「하이킹」등은 좋읍니다。

糖尿病의 養生에서 가장重要한것은 食事입니다。 砂糖類는 勿論 體內에서 糖分(포도糖)으로 變하는 澱粉質도 되도록 制限해야합니다。 그래서 砂糖으로서 맛을낸것 米、麥、빵、고구마등을 적게먹고 단맛이 나는 果實도 먹지 않도록 합니다。 酒類는「위스키」나 合成酒의 少量은 좋으나 麥酒 燒酒등은 좋지않습니다。 또 물을 많이 取하는 것도 害롭습니다。

그래서 主食은 보쌀을 많이 섞은 麥飯을 少量 新鮮한 野菜나 海草類를 多量攝取하며 副食의 調味는 소금(鹽)을 씁니다。 但 糖尿가 나올때는 蛋白質도 나옵니다。 그런때는 또 腎臟炎을 併發하고 있을때가 있으니 鹽味도 薄하게해야 됩니다。

하루의 澱粉質의 量은 사람에따라 病의 程度에 따라 달라지기 때문에 한마디로 決定할 수는 없읍니다。 그것은 醫師의 指導에 따라서 해야 됩니다。

그리고 糖尿病의 根本的인 療法은 漢方療法이 아니면 안되나 病狀이 甚할때는「인슈린注射」나「매조키산」그外의 藥을 併用한것이 좋은수도 있읍니다。 但 그 藥들은 醫師의 診斷에 依하여 行하지 않으면 오히려 惡影響을 招來하기 쉬우니 注意를 要합니다。

神經痛、腰痛

神經痛은 痛症이 있는 場所에 따라서 三叉神經痛、肋間神經痛、坐骨神經痛 其他의 神經痛 등으로 區別합니다。

腰痛에는 坐骨神經痛의 境遇도 있고 腰椎의 病때문일 수도 있고 何等의 原因이 確認되지 않을 때도 있읍니다。

三叉神經痛이나 上肢의 神經痛에는 葛根湯이나 葛根湯加朮를 쓰는 때가 많읍니다。葛根湯은 肩凝이있고 頭痛、惡寒、發熱感등을 隨伴할 때에 씁니다。萬一 胃가 弱한 사람이면 桂枝加朮附湯이 좋겠읍니다。

肋間神經痛이면 淸濕化痰湯이 効果가 있읍니다。이때는 冷性의 사람으로 特히 背部가 冷하다고 합니다。

神經痛、腰痛의 實例와 治療法

A 坐骨神經痛으로서 어떠한 治療도 効果가 없다

問 저는 今年初부터 坐骨神經痛으로 苦生하고 있읍니다。

症狀은 처음은 腰痛만 있었는데 五月頃부터 左側의 大腿部와 足跟部의 조금 上方이 아팠읍니다。 新藥도 漢方藥도 服用했오나 効果는 조금도 없읍니다。 그 外에 針灸、電氣治療등 여러가지 해봤오나 좋아지지 않습니다。 第一 아픈 곳은 大腿部로서 針으로 찌르는 듯합니다 몸을 앞으로 숙이면 腰部부터 足跟部까지 땅기어 숙일수가 없읍니다。 그래서 洗手하기도 困難합니다。 普通步行하고 있을땐 別支障이 없는데 일어 서든지 앉든지 하면 아픕니다。 또 발바닥과 발끝이 저립니다 밤에는 時時로 머리가 不快해져서 잠들수 없읍니다。 그느낌은 피가 上衝하는듯 입으로서는 表現하기 어려운 感입니다。

食事는 平素때와 別差異없고 여름에도 여위지 않든몸이 요지음은 많이 瘦瘠해 졌읍니다。 神經痛은 고치기 힘든다고 하는데 무슨 좋은 治療法이 없겠는지요。

問 神經痛은 慢性의 境遇는 좀처럼 낫기 힘드는 病으로 現代 醫學的인 治療로서 注射를 하고 있오면 痛症은 가벼워지나 注射를 中止하면 다시 아프기 始作되는 境遇가 許多합니다。 漢方도 이와 같은 痛症은 곧 解消되지는 않으나 어느程度 服藥을 繼續하고 있오면 藥을 中止하여도 痛症이 없어지고 맙니다。

그런데 坐骨神經痛의 境遇는 芍甘黃辛附湯、五積散、苓姜求甘湯등이 있으며 그 用法은 다음과 같읍니다。

芍甘黃辛附湯은 平素 健康한 體格의 사람이 大便이 秘結하고 下肢가 冷해저서 甚히 아픈 境遇에 쓰며 그 痛症은 당기는 듯한 痛症입니다。

苓姜朮甘湯은 腰部가 甚히 冷해지고 恰似물속에 앉아있는 것같으며 水樣透明한 稀薄한 尿가 多量으로 排出되어 腰部와 大腿部가 아픈 때에 씁니다.

五積散은 冷症으로서 痛症은 緩慢하여 輕한 境遇에 씁니다. 이것은 冷寒에 依하여 發生하는 神經痛에 좋습니다. 附子를 加하면 더욱 좋을 때가 있읍니다.

數年前 나의 집을 修理하고 있든 途中에 나이 많은 木手가 허리가 아프다하면서 쉬게되였읍니다. 神經痛이라하여 注射를 맞았으나 効果없고 針治療도 받았으나 治療直後는 놀랄만치 좋아졌는데 二、三日後 再發했다 합니다. 나는 집修理가 急하여 五積散加附子를 주었읍니다. 그때는「足冷하고 고기(魚)낚기 가서 冷해졌다」하는 이야기와 脈이 沈遲한 것을 目標하여 이 處方을 쓰게되었는데 五日後엔 痛症이 거의 없어졌다고 하면서 일은 계속해 주었읍니다.

B 七十二歲의 老人腰痛으로 步行不可能

問 저는 七十二歲의 老人으로 再昨年부터 腰痛으로 苦生하고 있읍니다. 前에는 참으로 健康한 便이었으나 再昨年四月부터 左側腰部가 步行하면 아프고 해서 醫師의 注射에 依해어 좋아졌는데 가을부터 再次 아프기 始作하여 이번에는 醫師의 注射를 맞아도 좋아지지 않습니다. 너무 오래 결리기 때문에 뜸도하고 塗藥도 쓰고 좋다는 藥을 모두 써 봤으나 조금도 効果가 없읍니다. 昨年가을에는 지팡이를 집고 二粁程度 步行하였는데 요지음은 집안에서도 지팡이로 겨우 걷고 있는 形便입니다. 밤에는 돌아눕지도 못해서 苦生하고 있읍니다. 무슨 좋은 藥이 없겠는지요.

答 老人의 腰痛에는 **八味丸**이 잘쓰입니다。 그外에 **補陰湯**도 腰痛엔 잘 듣습니다。

八味丸은 手足이 冷하고 咽乾하며 밤에 小便때문에 자주 일어나고 腰脚의 힘이 빠져서 腰痛이 있을때 씁니다。

補陰湯은 恒常 腰痛이 있고 明確한 目標가 없을때 쓰이는 處方입니다。

나는 이와 같이 그다지 漢方的인 特徵이 없고 무엇을 써서 좋을지 알수 없는 境遇의 腰痛에 補陰湯을 써서 그때마다 効果를 봤읍니다。

C 盲腸手術後부터 腰痛이 생기고 注射를 맞아도 効果가 없다

問 저는 一九五三年 四月에 盲腸의 手術를 한後부터 腰痛이 생겨 苦生하고 있읍니다。

一九五三年 十二月에 結婚하였으나 不姙하여 現在는 養女를 기르고 있읍니다。

一九五七年 五月頃 骨盤腹膜炎에 걸려 去年十一月에 婦人科에서 手術을 받았읍니다。

二、三年前부터 腰痛이 생겨 膝下部가 저리고 그外 側部가 언제나 아픕니다。

여러가지 藥도 먹고 神經痛의 注射도 맞았으나 効果가 없읍니다。 조금 腰部를 굽혀서 일하면 허리가 아프고 農家이기 때문에 밭에서 일하기도 困難합니다。 어떻게 하든지 處女時代의 健康한 몸이 되어보고 싶습니다。 때때로 頭痛도 나고 앉았다 일어서면 目眩도 생깁니다

그리고 特히 冷性으로서 언제나 다리는 찹습니다。 醫師는 「파ー킹송病」이라 합니다。 좋은 治療法을 가르쳐 주십시요。

答 이분의 腰痛은 瘀血에 依한 腰痛으로 生覺합니다。 瘀血이 있으면 普通의 治療은 아무리 해도 안되고 또 아기도 낳지 못합니다。

瘀血이 있을때의 腰痛에는 桃核承氣湯、 **桂枝茯苓丸**등이 좋으나 이분에는 **當歸芍散**이나 **加味消遙散**이 좋으리라 生覺합니다。

桃核承氣湯은 鼻血、下血등의 出血이나 鬱血症狀이있는 體格이 튼튼한 上氣性의 便秘症이 있는 婦人의 腰痛에 使用합니다。 月經不順이나 月經困難症 或은 不妊症등이 적지않습니다。

桂枝茯苓丸은 그와 비슷하여 便秘의 傾向은 없으나 症狀이 一般的으로 緩慢한 것에 使用합니다。

當歸芍藥散은 貧血性으로서 瘦瘠하며 手足이 冷하고 頭痛、肩凝、目眩등이 있고 小便이 가깝고 疲勞하기 쉬우며 腰痛이 있는분에게 씁니다。 亦是 月經不順、月經困難、不妊症등이 隨時있읍니다。

加味消遙散은 右記와 비슷한 症勢로서 不眠、動悸、目眩、不安、히스태리 등의 神經症이 있는 境遇에 씁니다。

其他의 養生法

神經痛이나 腰痛에는 몸을 찹게하지 말아야되고 特히 腰下肢部등을 찹게하지 않도록 注意하여야 됩니다。 沐浴은 腰痛이나 坐骨神經痛으로 腰以下가 冷할때는 좋으나 上氣하기 쉬울때나 熱感이 있을 때는 좋지 않습니다。 其他의 養生法은 病一般의 注意와 갔읍니다。

류—마치스

「류—마치스」는 慢性이 되면 좀처럼 낫기 힘드는 病으로 現代醫學에서는 不治의 病이라고 認定하고 있읍니다。慢性關節 류—마치스로서 關節이 나무의 혹(瘤)과 같이 變形하든지 굽(曲)든지 強直해 버린것은 漢方으로도 고칠수 없읍니다。그러나 여러가지 治療를 하여도 止痛되지 않든 慢性關節류—마치스가 漢方治療로서 止痛되어 日常生活이 正常的으로 되어진 例가 많습니다。

그와 같은 意味에서 漢方療法은 류—마치스에 對해서도 有効합니다。

그리고 漢方治療를 받고저하는 분은 急性의 境遇는 적고 大概 여러가지 治療를 받아도 낫지 않든 慢性關節류—마치스가 많기때문에 여기서도 主로 그와 같은 境遇의 治療法을 말씀드리고저 합니다。

류—마치스의 實例와 治療法

A 多發性關節류—마치스로 衰弱해서 步行困難

例 昨年의 가을부터 手足의 關節이 아프기 始作하여 醫師의 診斷에 依하면 多發性關節류

一마치스라하여 早速히「코一치손」「암피로」등의 賣藥을 쓰고 또한 電氣治療、 整骨院에도 다녀 보았으나 衰弱이 甚해져 十二月頃부터 步行도 못하고 누운채로 오직 便所에만 겨우 갈 程度입니다。

衰弱이 甚하기때문에 生覺나는 데로 藥도 써 볼 수 없고 榮養을 回復할 때까지 治療을 中止하여 現在 家庭藥을 購入하여 먹고 있읍니다。 마는 効果도 없고 知人의 周旋으로 明治時代부터 家傳藥으로서 販賣하고 있는 류一마치스 特効藥(煎藥)을 服用해 본즉 하로밤에 十回程度 小便이 나왔읍니다마는 너무 疲勞하고 衰弱해지기때문에 그것도 中止하여 龍舌蘭이 좋다하기에 그것을 局部에 발랐읍니다。 十分쯤 지나니 水泡가 나왔읍니다。 그러나 더 繼續하여 좋을지를 몰라서 現在中止하고 있읍니다。

現在는「맛사一지」와 榮養劑을 服用하고 있읍니다。 年齡은 四十七歲 心臟이 弱하고 瘦瘠해있읍니다。

答 多發性關節炎으로서 痛症이 甚한때는 甘草附子湯이 좋습니다。 이분은 慢性으로서 많이 衰弱하여 있기 때문에 附子湯이나 大防風湯이 좋겠읍니다。

附子湯은 冷症으로서 몸이 그다지 健康하지 않은 분이 關節류一마치스나 筋肉류一마치스때문에 甚히 아플 때에 씁니다。

大防風湯은 病의 進行이 緩慢하고 痛症은 그다지 甚하지 않으나 經過가 慢性으로 좀처럼 낫지 않고 膝關節이 부어서 굳어져(腫固) 變形한듯한 것에 쓰면 좋습니다。 或은 關節의 變

形이 없어도 쓸수 있읍니다。

甘草附子湯은 症狀이 甚하고 發熱하여 熱感이 있고 激痛이 있어서 옷(衣服)에 스쳐도 아픈듯한 境遇에 씁니다。 또는 發熱하지 않을때도 있읍니다。 몸에 寒氣가 들고 또는 冷症이 甚한 분에는 이 處方은 쓸수 없읍니다。

數年前에 知人의 婦人이 아침 일즉 찾아와서 「어제 女中에 다니는 딸이 通學途中 電車속에서 넘어져(轉) 사람들 밑에 깔렸는데 翌朝起上한즉 下肢가 아프기 始作하여 이웃의 醫師에게 注射를 맞았는데 오늘 아침에는 일어나지 못하고 있읍니다」하면서 泣訴하는 것이 었읍니다。 往診해 본즉 膝關節의 急性류ㅣ마치스로 前日의 「속크」에 依해서 發病한 것으로 生覺하였읍니다。 膝關節은 붓고 痛症도 甚하여 下肢를 움직일 수없 었읍니다。 그때 甘草附子湯을 써서 數日로서 完治되었읍니다。

B 三十五歲의 婦人 慢性關節류ㅣ마치스로서 手足의 關節이 變形되여 步行困難

問 저는 三十五歲가 되는 關節류ㅣ마치스患者입니다。 現在 手足의 關節이 變形하여 步行은 겨우 지팡이를잡고 便所에갈 程度입니다。 病歷이나 이때까지 받아온 治療法을 다음에 記錄하겠아오니 잘 指導하여주십시요。

五年前 女兒分挽後 조금씩 아프기 始作하여 温泉療法 其他各種의 注射、電氣治療等을 行했으나 漸漸 惡化되어 微熱도 났읍니다。

一九五三年 八月부터 九月에 걸쳐 「코ㅣ치손療法」을 行하여 一時 매우 좋았으나 使用後한

층 惡化해서 翌年 十一月 三日부터 步行不能이되고 그로부터 二個月間 每日 三十八度부터 三十九度에 가까운 熱이 생겨거의 食欲도 없었읍니다。

一九五五年 一月中旬頃 桂枝芍藥知母湯을 服用해서 下熱이 되고 食欲도 나게 되었읍니다 이때부터 또「이루가파링」의 注射液을 三CC씩 服用하고 있읍니다。「아리나민」은 一九五五年 一月中旬부터 계속하고 있읍니다。 同年 三月頃부터 조금식 서(立)는 練習을 하여 四月頃에는 便所에는 갈수 있게 되었읍니다。 그後부터 차츰차츰 好轉되어 가까운 이웃에도 나가게 되었오니 同年十二月부터 再次 惡化되어 나가보지 못했읍니다。

昨年八月부터 桂枝芍藥知母湯에 四物湯을 合해서 服用하였으나 今年 二月부터 中止해버렸읍니다。 月經은 不順합니다。

十九歲에 脊椎가리에쓰(?)라하여 五年程度 아무것도 못했읍니다。 그때도 關節이 아플때가 있었읍니다만 醫師는 神經을 壓迫하기 때문이니 脊椎가 나오면 自然히 나아진다。 하면서 別다른 治療를 하지 않았오나 脊椎의 저린症이 없어지니 關節도 아울러 痛症이 없어져 버렸읍니다。

그러한 經驗이 있었기때문에 一九五四年 九月 脊椎의 原因에서 오는 것인가 싶어 三人의 醫師에 X래이 檢査를 받았으나「가리애스」의 흔적은 조금도 나타나지 않았읍니다。 또「가리에스」가 있다할 當時에 一年에 五、六回나 血痰이 나왔으나 今月엔 나오지 않습니다。 八人의 醫師에게 胸部檢査를 받았으나 肺에는 異狀이 없다고 합니다。 저가 服用한 桂枝芍藥知母湯合四物湯은 다음의 分量입니다。

甘草、知母、附子各一、五、 生姜、防風各三、〇、 蒼朮、桂枝、芍藥、麻黃、當歸、地黃、川芎各六、〇 以上 一月의 分量。

이것은 어느 雜誌의 付錄에 나와 있읍니다。 이 藥을 먹고 걸을 수 있게 되었다고 生覺하나 一個月 계속해도 그 以上은 좋아지지 않았읍니다。

答 關節이 變形해 버린 慢性의 關節류―마치에는 **桂枝芍藥知母湯**은 잘듣는 處方입니다。 이 분에게도 이 處分이 合當했으리라 봅니다。 또 **四物湯**을 合方한것도 効果가 있은듯 하니 앞으로 服用할 때는 오히려 四物湯의 加味方인 **大防風湯**등이 좋을지 알수 없읍니다。 그리고 오래된 류―마치스를 完治하려면 三年程度는 服藥을 계속하여야 합니다。 오랜 동안의 病苦에서 救함을 받으려면 이 程度의 努力은 繼續하여야 합니다。

이것은 내 自身이 어릴때 五年間漢方藥을服用해서 難病을 고친 經驗에서 말 할 수 있읍니다。 오직 나의 境遇는 내 自身보다 오히려 兩親의 努力이 매우 컸었다고 生覺하지만!

桂枝芍藥知母湯은 四肢의 諸關節이 아프며 病의 慢性化되어 身體가 衰弱해서 潤氣가 없고 關節이 붓고 變形한 것에 使用합니다。

其他의 養生法

養生上 注意點은 神經痛의 境遇나 一般的인 病養生의 注意와 同一하게 生覺하면 됩니다。

常習頭痛

感氣가 아닌데도 恒常頭痛이 생기는 것을 常習頭痛이라고 합니다。 그와 같은 頭痛은 腦腫瘍 腦動脈硬化症등이나 眼、耳、鼻등의 病、或은 腎臟炎의 境遇이 以外에도 原因을 알수 없는 것도 있읍니다。 이 原因을 알수 없는 境遇의 頭痛을 神經性頭痛이라 부릅니다마는 常習性頭痛에는 그런것이 가장많습니다。

常習性頭痛의 實例와 治療法

A 何等 나쁜곳이 없는데 頭痛이 낫지않는 男子

問 저의 男便은 五十二才로서 病名은 京大에서 血壓이 높으다 하고 그 外는 나쁜 곳이 없다고 합니다。 그러나 恒常頭痛이 납니다。 그것도 血壓탓이라고하여 「루친」「아태네」등의 降壓劑를 一年間 服用하여 現在는 大概百四十程度입니다。

그러나 頭痛은 조금도 變하지 않기에 某處의 神經科의 病院에 보인즉 神經이라하여 一回에 十日分式 藥을 가지고 와서 三個月程度 服藥했으나 寸効도 없읍니다。

그래서 內科의 病院에 가보면 血壓도 크게 높지 않고 別로 나쁜데도 없는데 頭痛이 나는 것은 異常하다 하면서 神經이라고 합니다。어디에 가서 보여도 確實한 것을 찾아 낼 수 없으며 한 醫師는 女子라면 更年期와 같은 時機的으로 오는 것이라고 합니다。

그래도 身體는 肥大하여 腹部는 크며 一見해서 누구든지 아픈 것을 認定할 수 없는 程度입니다。그리고 언제나 印象이 笑顔인데도 집안에 있으면 頭痛때문에 얼굴을 찌프리고 있읍니다。食欲도 그다지 없읍니다

男便의 病을고칠려면 어떻게 하면 좋을 른지요。

答 이분의 頭痛은 現代醫學에서는 神經性의 頭痛이라 하는것입니다。

萬一 이분이 瘦瘠하여 胃아토니症이나 胃下垂症이 있는 분이라면 그것은 水毒性의 頭痛입니다。

그러나 이분은 肥大하고 있어서 一見해서 病者같지 않다하니 黃連解毒湯이나 瀉心湯이 좋겠읍니다。

黃連解毒湯은 體格이 좋고 顔色도 붉고 恒時 배(腹)가 불룩하여 空腹이 안되고 食物이, 胃에 停滯하기 쉽고 그때문에 上氣해서 頭痛이나 耳鳴가 일어나 때로는 精神不安이나 不眠등이 있는 분에게 씁니다。

瀉心湯은 右의 것과 비슷하며 便秘하는 사람에게 씁니다。이 두 處方을 써야 할 頭痛은 漢方에서는 食毒에 依한 頭痛이라고 生覺하고 있읍니다。

B 十年넘은 片頭痛이 月一回猛烈히 發生

問 저는 二十八歲의 青年입니다。約 十年前부터 片頭痛으로 苦生하고 있읍니다。平素時는 아무렇지도 않고 퍽 健康합니다마는 一個月에 一回程度 左側이 猛烈한 痛症이 생기며 그때는 아무것도 먹지못하고 먹으면 모두 吐해버립니다。그러다가 거짓말같이 나아집니다마는 이와 같이 每月되풀이하고 있으면 어떻게 될지 알수 없어 念慮가 됩니다。片頭痛의 發作이 나지 않도록하는 漢方藥은 없을런지요。

答 이분은 典型的인 片頭痛으로서 **吳茱萸湯이** 좋겠읍니다。

吳茱萸湯을 쓸분은 冷症으로 手足이 冷하고 목(頸)이 甚하게 凝해서 後頭部로부터 顳顬部로 결처 痛症이 放射합니다。

吳茱萸湯은 痛症이 일어나고 있을때 使用할 수 있고 痛症이 가신後에도 繼續服用하고 있으면 片頭痛이 發生하지 않게 됩니다。

나는 매우 頑固한 神經衰弱 患者로서 頭痛을 目標로하여 吳茱萸湯을 썼는 바 急速히 病이 回復된 事實을 經驗하였읍니다。

C 三十四歲된 女性의 頭痛과 眩氣

問 저는 三十四歲 未婚의 女性입니다。平素부터 胃腸도 좋은 便은 아닙니다마는 苦痛스

려운 程度는 아닙니다。

苦痛스러운것은 頭痛과 眩氣입니다。甚할때는 吐합니다。다리(足)는 퍽冷합니다。해가 지면 自然히 氣運도 좋아지나 낮에는 肩凝、頭重、眩氣가 생겨 일이 손에 잡히지 않습니다。月經은 順調로우나 이 症狀은 多少甚해 집니다。

이와 같은 症狀은 벌써四、五年程度됩니다。「구래랑」이나「노ー싱」을 먹어도 듣지 않습니다 좋은 漢方藥을 가르쳐주세요。

答 이분은 아마 胃下垂나 胃아토니 症이 있지않을지 모르겠읍니다。 이런 면 **半夏白朮天麻湯**이나 **五苓散**이 좋다고 生覺합니다。

半夏白朮天麻湯은 胃弱하고 振水音이 있는 身體虛弱한 사람으로서 恒常頭痛이나 眩氣가 있어 特히 日氣不順할때 甚한 그러한 境遇에 使用합니다。

五苓散은 右와 같이 胃內停水가 있어 恒常 頭重 頭痛이 있는 분에게 씁니다。 이 境遇 때때로 口渴이 있읍니다。

半夏白朮天麻湯이나 五苓散을 쓰는 境遇를 漢方에서는 水毒性의 頭痛이라고 부릅니다。

D 頭痛重肩凝에 苦生하는 四十八歲 婦人

問 當年 四十八歲의 未亡人、七、八年前부터 頭重、頭痛、肩凝와 몸이 고단하여 苦生하고 있읍니다。 恒常頭痛이 있고 月經時는 特히 甚해져 하루終日 食事도 하지않고 누워있어야 합

니다。二、三名家族의 뒤치닥거리도 하기힘듭니다。「홀몬注射」도 많이 맞고 뜸(灸)도하고 植皮療法도 해 봤으나 全혀 効果가 없기에 醫療를 中斷하고 「노싱」에 全的으로 依支하고 있읍니다。나쁜 줄 알면서도 一時的 氣分이 가벼워지는 藥으로。그러나 먹고난 뒤는 더욱몸이 고단해져 아무것도 할 수 없게 됩니다。

어떻게 해서라도 이 頭痛에서 解放할 수 있도록 잘 듣는 漢方藥을 가르쳐 주십시요。

答 月經時에 發生하든지 或은 甚하여지는 頭痛이나 月經不順이나 月經困難이 있으면서 頭痛하게되는 境遇를 漢方에서는 血證性의 頭痛이라고 합니다。

이분에게는 **加味逍遙散**이나 **當歸芍藥散**이 좋을것입니다。

加味逍遙散은 右와 같은 婦人으로서 頭痛目眩動悸등이 있어 疲勞하기쉽고 肩凝하기쉬운 境遇에 씁니다。 當歸芍藥散은 冷症으로서 疲勞하기 쉽고 貧血性의 婦人으로 月經異常이나 帶下가 있으며 常習性頭痛이 일어나는 사람에게 씁니다。

萬一 이분이 體格이 좋고 튼튼한 體質의 사람으로서 上氣하든지 頭痛하든지하는 境遇는 **桂枝茯苓丸**이 좋으리라 生覺합니다。

頭痛의 養生法

頭痛을 恒常가지고 있는 분은 飮食을 한꺼번에 많이 取하면 좋지 않습니다。特히 夕食後는

間食을 取하지 않도록하여 就寢時는 空腹感을 多少느낄 程度가 좋겠읍니다.

食事에 對해서는 總論에서 說明한 一般的인 것을 注意하면 좋겠읍니다. C人의 境遇와 같이 胃弱하고 胃內停水가 있어 胃部의 腹壁을 가볍게 흔들면 振水音이 나는 사람은 體質的으로 水分이 胃內에 停滯하기 쉽기 때문에 그와 같은 분은 찬물을 多量攝取한다는 것은 害로우며 頭痛이나 眩氣가 甚해 집니다. 漢方藥은 個個의 體質에 合當하는 處方을 考察하여 使用하기때문에 漢方藥이 合當하지 않는 분은 한 사람도 없읍니다.

不眠症

不眠의 原因은 여러가지 있읍니다。 生覺이 많든지 근심걱정이 많을때 잠이 안오는 것은 當然하지마는 그와 같은 精神的 動機가 解決된 뒤에도 잠이 오지 않는 것이 不眠症입니다。 그러나 不眠症에는 大概原因이 될 根本의 病이 있는 法이며 아무런 原因도 없이 純粹하게 잠이아니 온다는 不眠症은 極히 드문것입니다。

不眠症의 根本이되는 病은 主로 神經症、血道、更年期障害、精神病의 初期등으로서 이것을 神經性不眠이라고 합니다。 그 外에 大病後 衰弱했을때、胃腸病、急性의 熱病등에도 하나의 症狀으로서 일어나는 不眠이 있읍니다。

漢方에서는 不眠症의 治療에 오직 睡眠劑를 주어서 잠을 오게하는 方法은 取하지 않습니다。 前述한 그러하 基礎의 病을 治療하여 그 結果로서 睡眠을 回復시키도록합니다。

不眠症의 實例와 治療法

A 獨子를 잃고 七年동안 不眠症에 걸린 五十六歲의 婦人

問 저의 母親은 當年五十六歲입니다마는 七年前에 二十六歲의 獨子를 잃어 버리고 甚한

神經衰弱에 걸려 不眠때문에 「아도룸」을 服用하고 있읍니다。 三年쯤前에 「아도룸」을 中止해도 잠이 올 程度가 되었는데 再發한 後부터는 어찌할 道理도 없고 現在는 거의 하루 終日 「아도룸」을 服用하고 있는 程度입니다。 食事는 아침과 저녁에 食빵을 두장 程度씩 먹을 뿐입니다。 食事後는 속이 不便하나 합니다。 언제나 額에서 顳顬部에 걸쳐서 저리다고 하시면서 速히 죽고 싶다든가 自殺이라도 하는 것이 便하다는 말씀을 언제나 하십니다。 몸은 枯木과 같이 瘦瘠하여 頭髮은 全部白雪같이 되어 버렸읍니다。

언젠가 新聞에서 不眠症에 잘 듣는 漢方藥의 廣告를 봤으나 그 新聞을 잃어버려서 무슨 좋은 漢方藥이 없을까 하고 언제나 말씀하십니다。 先生任을 直接訪問하고 싶으나 到底히 距離가 멀어서 갈 수가 없읍니다。

몇年前에 精神科의 醫師의 勸으로서 電擊療法도 해봤으나 全然 効果가 없었읍니다。 父親도 아직 健康하십니다。 어떻게 하든지 母親도 다시 元氣를 回復하실 수 있도록 좋은 藥을 가르쳐 주십시요。

答 이분의 病은 反應性 抑鬱이라 하는 病으로서 神經症의 一種입니다。 이 病은 家族中에 누구가 죽었든지、 事業에 失敗한 때라든지、 슬픈일、 걱정스런일이 있어서 마음에 打擊을 입었을때 일어나는 病입니다。 處方에는 歸脾湯이나 溫胆湯이 좋겠읍니다。

漢方에서는 「슬퍼하면 脾를 傷한다」고 해서 이와 같은 精神的原因에 依해서 이분의 書信속에 쓰여져 있는 神經症狀이나 胃腸의 障害가 생긴다고 生覺합니다。 그와 같은 때에는 歸

脾湯이라하는 處方을 씁니다。

나는 前般에 愛兒를 急病에서 잃고 이와 같은 病에 걸려 恒常슬퍼하여 動悸와 眩氣가 생겨 잠을 못자는 六十二歲의老人에게 歸脾湯을 주었든 바 異常할 程度로 短時日 內에 病이 治癒되었읍니다。 勿論 밤 잠도 잘 오게 되었읍니다。

温胆湯은 平素胃腸이 弱하고 「胃아토니」나 胃下垂症이 있는 분、 病後衰弱해서 胃腸의 機能이 低下하고 氣力이 衰하며 不安恐怖가 있어 잠잘 수 없는 사람에게 使用합니다。 또 黃連一瓦酸棗仁三瓦를 加하여 加味温胆湯으로 하면 一層効果가 있을 때가 있읍니다。

B 腹部에 振水音이 있고 잠이 안오는(不眠)三十四歲의 男子

問 저는 今年三十四歲 身長五尺三寸五分이며 매우 여위어 體重이 十四貫三百匁뿐입니다。 어릴때도 퍽 弱하고 또 단(甘)것이 좋아서 그 때문에 身體가 酸性으로 되어 이렇게 되어진 것이 아니겠읍니까? 그러나 小學校를 마칠 때부터 점점 健康해져 軍隊에 入隊할 當時는 누구에게도 지지않았고 또 體重도 十六貫되었읍니다。

現在의 저의 몸의 狀態는 食事는 퍽 口味도 좋고 飲食에 對해선 好 不好가 없어 무엇이든지 잘 먹습니다。 特히 肉類나 油는 더욱좋습니다。 그런데 어찌된 셈인지 睡眠狀態가 좋지 않고 꿈도 잘 꾸이며 밤중에 깨면 다시 잠들 수가 없읍니다。

어릴 때부터 貧血이있읍니다만 身體가寒冷하여 感氣가 잘 들고 肩凝도 흔합니다。

嗜好品으로서는 단것(甘)이 좋아하나 몸을 爲해서 現在는 거의 먹지 않습니다。 술은 一個

月에 한되(升) 前後 煙草는 하로 十本程度입니다。自覺症狀으로서는 別다른 것이 없읍니다마는 多少 胃腸이 나빠졌다고 느낍니다。 조금이라도 過食되었다싶을 때는 더욱 잠자리가 不便하며、腹部가 脹하여「까스」가 많이 고이고 자주 便所에 가게 됩니다。 또 空腹時는 아무렇지도 않으나 水分이 많은 飮食이나 물을 많이 마시게 되면 腹部에 振水音이 있읍니다。 이와 같은 症狀으로부터 胃아토니 症이 아닌가 싶습니다。

以上과 같은 症狀으로서 첫째 잠을 잘 잘수 없고、 두째는 옷을 벗을 수 없을 程度로 여위어 있다는 것이 저의 第一 큰 苦惱입니다。

이때까지도 여러가지 藥을 使用했읍니다。 漢方藥도 써 보았읍니다마는 모두 効果를 보지 못했읍니다。

答 이것은 그분 自身이 말하고 있듯이 胃아토니 症이나 胃下垂症이 있기 때문에 不眠하지 않는가 봅니다。

食物이 胃에 停滯하든지 胃腸에 「까스」가 고여서 腹部가 불러지면 이분과 같이 氣分이 좋지 않고 잠이 아니 오게 됩니다。 이러한 境遇에는 甘草瀉心湯이나 六君子湯을 씁니다。

甘草瀉心湯은 胃腸狀態가 좋지 않아서 不眠할 때 씁니다。 그때는 心下部가 빠근하여 硬하고 胃腸이 快하지 않고 腹部가 부르(張)든、 배에 소리(腹鳴)가 나든지 肩或背部가 凝하고 疲勞하기 쉽고、淺眠하며、 多夢합니다。 이러한 患者는 아침이 되어도 몸이 고단하고 좀더 잠자고 싶어 질 때가 많습니다。

六君子湯은 右와 같은 境遇로 身體가 一層弱하고 衰弱해서 胃의 附近에 振水音이 甚한 분이 밤에 잠들 수 없을 때 使用합니다. 이와 같은 분으로서 精神狀態가 不安할때 는 香砂六君子湯을 쓰면 좋습니다.

C 心不安 耳鳴 頭重이 있어 잠이 안오는 六十七歲의 男子

問 六十七歲의 男子 一九五四年十一月發病 原因은 失業 損害賠償의 裁判은 勝訴했으나 相對方의 破産때문에 請求할 수 없게되어 그것이 原因되어서 不眠症이 되었읍니다.

最近 不眠症이 甚해져 約三個月 ○○病院의 精神科의 診察을 받고 神經衰弱의 診斷을 받아 睡眠劑를 服用했으나 効果가 적고 또한 同藥의 繼續服用은 人體에 害롭다하기에 通院을 中止하고 그後 가까운 醫師에게서 隨時로 鎭靜劑와 睡眠劑를 얻어와서 服用하고 있읍니다만 더욱 効果없고 最近의 病狀은

① 四、五時間은 잠을 잤는데 그間 惡夢의 連續으로 깨고난 뒤의 괴로움은 形容할 수 없을 程度입니다.

② 晝間은 氣分이 不安하여 自慰하기 위하여 雜役을 하고 新聞雜誌를 耽讀하고 있읍니다. 그것을 中止하면 眠氣가 오는데 막상 한잠자려고 하면 잠은 오지 않습니다. 奈落의 밑바닥에 빠진 듯한 心地입니다.

③ 恒常耳鳴있고 頭重하다.

④ 食欲이 없고 조금식 먹는다.

⑤ 視力이 現著하게 減退했다。
⑥ 다리(足)가 무겁고 步行困難을 느낍니다。
⑦ 外出하든지 知人을 만나는 것이 甚히 苦痛스럽습니다。

以上과 같은 症狀으로서 苦生하고 있읍니다。 先生任의 힘으로서 回復되고 싶습니다。

答 내가 治療中의 不眠症으로 잠을 못이룬다는 분이 코를 골고 잠들어 밤중에 이웃에 불이 난것을 몰랐다는 분이 있읍니다。 그런데도 그 사람은 잠을 잔 氣分이 나지 않습니다。 이와 같이 不眠症의 大部分의 사람은 事實로 잠이 아니오는 것이 아니고 잠잔 氣分이 나지않든지 淺眠이되는 것입니다。

그것은 神經過敏이나 精神不安이 있기 때문이며 이와 같은 분의 不眠에는 黃連解毒湯三黃瀉心湯柴 胡加龍骨牡蠣湯등을 씁니다。

黃連解毒湯은 上氣性으로 氣分이 不安하여 不眠하는 분에 쓰면 氣分이 깔아앉고 잠이오게 되는 處方으로서 胃가弱한 사람에게도 쓸 수 있읍니다。

三黃瀉心湯은 右와같은 境遇로서 便秘의 傾向이 있을때에 씁니다。

柴胡加龍骨牡蠣湯은 가슴이 막혀서 답답하고 動悸하든지 不安하든지 잘 놀래며 便秘氣가 있는 분으로 熟睡할 수 없을 때 씁니다。

不眼症의 사람은 刺激性의 食品이나 「카패잉」을 含有한 飮食物은 一切쓰지 않는 것이 좋습니다。 特히 「커피」「초코렡」「좋은綠茶」등은 좋지않습니다。

半年쯤 前에 三十二歲의 青年이 不眼을 呼訴하며 나를 찾아온 일이있읍니다。 約二年前 어면 精神的인 動機가 있어서부터 神經이 衰弱해지고 그로부터 잠을 잘 수없게 되었읍니다。 不眼은 漸漸甚해지고 여기저기 病院이나 大學의 神經科에 가서 睡眠劑를 가지고 왔읍니다。 그러다 그 藥들은 처음 二、三日동안은 効果가 있다가도 그후부터는 다시 잠이 안오게 됩니다。 또 藥局에가서도 睡眠劑를 購入해서 먹기 때문에 그量이 차츰 增加되어 나중에는 身體가 저럴 程度가 되어도 亦是 와야할 잠은 오지않는다는 것이 없읍니다。 이患者는 단것(甘)을 많이 먹든지 肉食을 많이 먹든지 夕食을 過食한 밤은 特히 狀態가 惡化되어 寢床에 옆으로 누워있기도 괴로워서 밤새도록 寢床에 앉아있든지 밤거리를 徘徊한다고 합니다。

이 사람에게 加味歸脾湯을 썼든바 藥을 服用하나 始作하자 氣分이 安全되어 假令 잠은 오지 않아도 寢床에 고요히 누워있을 수 있게되었다。 합니다 그러자 때로는 잠이 오고 차츰 잠오는 밤이 많아지고 三個月後부터는 잠안오는 밤은 거의 없어졌읍니다。 그래도 時時로 過食하든지 肉食을 하든지하면 不眼이 再發했다고 합니다。

血道神經症

시골의 할머님이 말씀하시는「血道」라는 病이 果然이 世上에 好在하는가? 生覺하는 사람도 많으리라 느낍니다。確實히 醫學辭典에도 그와 같은 病은 나와있지 않습니다。

그러나、이 世上에는 다음과 같은 病者는 흔히 있읍니다。別다른 데가 없는데도 不拘하고 病者가 恒常몸이 좋지못하고 그 中에는 오래도록 누운 채로 일어날 수 없는 그러한 사람이 있읍니다。內科의 醫師는 神經의 탓이라든가 神經症이라고 해서 神經科로 가기로 勸합니다。그래서 神經科에 가보면 거기에서도 別다른 것이 없다고 하는데 病者는 무척 괴로운 그러한 病者가 그것입니다。그와 같은 境遇 漢方의「血道」라 하는 病인 때가 많습니다。그런데 素人들中에서는 慢性病은 무엇이든지「血道」라고 生覺하는 분도 있읍니다。그러나 그것도 틀린 것입니다。

그러면「血道」라는 病은 어떠한 病이냐 하면 한마디로 하면 그것은 男子에게는 없는 婦人特有의 生理現象과 깊은 關係를 가지고 일어나는 精神、神經障害라고 하겠읍니다。

婦人特有의 生理現象이라라는 것은 月經、姙娠、分娩、産褥등은 그의 正常의 것이고 流産及人工姙娠中絶은 그의 異常의 것입니다。例를 들면 人工姙娠中絶後에 病이 되는 때도 있고 姙娠中이나 産褥中에 걱정하든지 무엇에 놀라든지 하여 病에 걸리는 때가 있읍니다。또는 月經時에 病이 發生하든지 病이 增惡하는 때도 있읍니다。그外에 月經不順한 때도 있읍니다。

이와 같은 病의 境遇現代醫學的인 診斷을 받으면 그 病名은 하나가 아니고 各各의 境遇에 따라서 相違하며 몇가지의 診斷이 나옵니다。그의 主한것은 神經症 「히스테리」(어느것이나 婦人生理와 關係가 있을 때만을 血道라한다) 更年期障害등이나 其他에) 婦人生理와 關係가 있다고 生覺되어지는 或種의 精神疾患이나 其他의 精神障害로서 婦人生理와 關係있는 境遇등이있읍니다。

血道의 實例 症狀과 治療法

A 姙娠中絕뒤 「히스테리」로 長年苦生하고 있다

問 저는 現在 神經衰弱으로 苦生하고 있는者 입니다。

實은 現在 이집으로 親戚關係가 있어 養女로 왔는데(當時十九歲) 그로부터 六年後에病에 걸려 그때는 頭重하고 무엇을 머리에 덮어쓰고 있는듯 하여 頭痛이 甚하고 肩凝 心動悸 그리고 厭世感이 생겨 自殺해버릴까 하고 몇번이나 生覺했읍니다마는 再次 人世에 希望을 가지고 神經科醫에보이고 藥을 服用했었는데 好轉되어 完全히 잠도 잘수 있게되고 스스로 自信이 생기고 살도 잘 찌고(肥)健康하게 되었다고 生覺되자 九月初旬에 再發했읍니다。

처음에 發病했을때는 繼母가 너무 理解가없어 견딜수 없는 일도 많고、上流社會의 손님取扱과 神經을 쓰는 일도 激甚했읍니다。

그러나 이 程度의 일에 지서는 안된다。社會에 나온以上 훌륭한 社會人으로서 出發하고저

奮發했읍니다。 그러나 再發하여 自身스스로가 놀라고있읍니다。

現在의 症狀으로서는

① 처음은 不眠 ② 머리가 全體的으로 저리고 ③ 手足과 吐息이 熱感이나고 ④ 自殺을 企圖한다。 등등

그러나 主人이나 사랑하는 아이들이 두사람(二人)이나 되는데 自殺같은 것은 到底히 할수 없고 스스로 참고 견디어 왔읍니다。 그리고 精神科 神經科의 醫師에 보였읍니다。

그래서 現在는 多少着心이 되는 便이나 머리(頭)의 半分이 저린 듯하고 感覺이 鈍하고 이래서는 到底히 根治란것은 바랄수 없하것 같아서 漢方의 大家이신 先生任께 付託을 리는 것입니다。

自身은 이程度의 病에 저서는 안된다고 스스로를 激勵하며 病에 너무 神經을 써서는 안된다고 恒常生覺하면서 몸을 언제나 움직이고 있읍니다。(나는 이 書信으로 언은 肝要한 點을 把握할수 없어서 書信으로서 물어보았더니 後日 다시 다음과 같은 書信이 來到하였읍니다)

先生任의 親切하신 書信에 接하여 매우 感謝하고 있읍니다。

先生任의 書信의 內容을 읽어 본즉 主로 婦人病으로부터 오는 境遇가 많다고 하시는데 저도 二十四歲때 結婚하여 當年 初姙때 人工流產을하여 後日 그런것이 좋지 않다는 이야기를 듣고 後悔도 했읍니다마는 家庭의 事情上 不避하였읍니다。 그리고 한번 出產하고 그다음엔 또다시 人工流產을 했읍니다。

그런것이 生活上에 影響하여 히스태리 氣味가되고 왠지 화가 나서 견딜수 없읍니다。 좋지

않다고 生覺하면서도 아이들을 꾸짖고 主人에게 회를 내면서 나중에는 後悔를 하고 謝過를 하면서 悲觀하는 저입니다。

아무리 抑制하려고 하나 되어지지 않는것도 病인줄 알고 스스로 自制하고 왔읍니다。

現在 醫師의 藥을 服用하고 있어 發病當時와 같은 괴로움은 거의 없으나 좀 좋아졌다고 生覺하여 藥을 中止하면 또 前과 같이 되어 버립니다。醫師는 神經衰弱、히스태리症라고 하시면서 交感神經과 副交感神經의 「바란스」가 잡히지 않기 때문이라고 합니다。

藥을 中止하면 곧 얼굴이 紅潮가되고 身體가 떨리는 듯한 感이나고 머리가 저리고 아프기 始作합니다。그래서 밤에는 잠이오지 않게 됩니다 (後略)。

答 이분과 같은 病이 血道입니다。이 境遇는 症狀으로 본다면 神經性心氣症이라하는 型의 神經症입니다。그러나 그것을 發病時의 條件으로서 본다면 두번이나 人工婦娠中絕을 받고 그때마다 不安과罪惡感을 느낀듯 한데 두번째의 中絕後부터 病이 始作되어진 것을 알 수 있읍니다。즉 이분의 病은 人工姙娠中絕이 動機가 된 血道입니다。

이분에게는 加味逍遙散이라하는 處方을 권했읍니다。그 結果 一個月後에 効果가 나타나 三個月後에는 매우 氣運이 回復되어서 感謝하다는 書信이 왔읍니다。

加味逍遙散은 體質이 虛弱하고 月經不順이 있는듯 한 婦人으로서(月經不順이 없어도 좋다) 冷症、肩凝疲勞하기 쉬움、頭痛、目眩腰痛등의 症狀을 많이 呼訴하며 原因不明의 微熱이 계속하든지 不安 不眠등의 神經症狀이 있을 때에 씁니다。

B 動悸가 極甚하며 氣分이 우울한 未亡人

問 저는 昨年 十月 十六日의 밤 心臟이 急히 펄럭펄럭뛰어서 氣分이 나쁘게 되어 그때부터 이때까지 全快되지않고 每日을, 어두운 氣分으로 나날을 보내고 있읍니다。 그間 五人의 醫師의 診察을 받아 보았으나 아무데도 나쁜곳이 없는 神經症이라하면서 너무 生覺을 하지 말고 自信을 가지면 全快된다는 이야기였고 治療를 받고 왔으나 좀처럼 좋아지지 않습니다。 「홀몬療法」 원숭이의 머리의 黑燒 其他 좋다고 듣는 藥이라면 곧 求人하여 服用해 봤읍니다。 勿論 醫師는 처음엔 每日 그 後부터는 隔日로 來診해서 治療를 받아 왔읍니다。 素人은 「血道」라고 말합니다마는 저도 그것이라고 生覺합니다。 病의 原因이라고는 이렇다할 만한것도 없으나 저는 戰時에 主人을 잃고 아이를 다리고 두사람이 매우 苦生스럽게 生活하여 왔읍니다。

今年 三月까지는 病床에서 누워있었으나 最近에는 겨우 일어나서 집周圍를 걸어다닐수 있게 되었읍니다。

病狀은 目眩、動悸、手足冷、耳鳴、不眠、胸苦、心不安등이 있어 참으로 괴로운 生活입니다。 特히 就寢하려고 할 때는 胸苦가 强하고 呼吸이 中止되어지지 않을까 念慮스러울 程度입니다。

食事는 매우 나아져서 體力은 多少 좋아졌읍니다마는 마음이 不安하여 집에서 떨어질 수 없읍니다。 아이의 前途도 멀고 이렇게 있어도 生活해 나갈 일이 걱정되어 마음이 平安할 때가 없어 一日速히 全快하고 싶습니다마는 잘 되어 지지 않습니다。 月經도 不順하며 三月부터 없읍니다。

答 이분의 病은 神經科에 가서 診察을 받으면 不安神經症이라는 病名이 되겠읍니다。 그러나 月經不順이라고 하니 이 사람도 역시 「血道」의 病者입니다。

이와 같은 때에는 女神湯이라하는 處方이 좋겠읍니다。

女神散은 月經에 變調가 있어서 오래동안 不眠、頭痛、動悸、足冷하며 上氣症이 있으며 腰痛、精神不安、氣分憂鬱등이 있는 분에 씁니다。

C 心臟發作이 일어나는 四十四歲의 主婦 醫師는 別로 나쁜곳이 없다고 한다

問 當年四十四歲의 農家의 主婦 三十八歲時부터 異常한病으로 苦生하고 있읍니다。 勿論 醫師의 治療도 받았으나 좋아지지 않습니다。

症狀은 처음은 心臟의 發作이 每日생기고 同時에 惡寒이들고 몸이 떨리며 小便이 많이 나왔읍니다。 그리고 半年쯤지나서 차츰 好轉되었으나 아무일도 못하고 그냥 지내고 있든 次에 昨年二月 子宮筋腫의 手術과 함께 兩쪽의 나팔管과 盲腸을 끊어버렸읍니다。

그後 前보다 한層몸이 惡化되어 昨年歲暮부터는 거의 일어나지 못하고 每日을 보내고 있읍니다。 醫師는 「노이로—재」「히스태리」 血道 更年期라고 합니다。

現在의 症狀은 매우 頭重하고 恒常眩氣가 甚하고 목과 어깨가 壓迫當하는 듯이 重苦하며

耳鳴가 있읍니다。 몸에는 힘이 全혀 없고 자나깨나 心身이 動搖하는 氣分입니다。 가슴도 重苦하고 눈에는 눈물도 흐르고 눈도 괴롭습니다。 食事는 그대로 口味도 좋은 便인데、以上과 같은 괴로움때문에 조금 먹습니다。

醫師는 別로 나쁜곳이 없다고 하시는데 手足이 冷하고 心臟의 發作이 一年에 三、四回 가볍게 일어납니다。

무슨 좋은 漢方藥이 없겠읍니까?

答 이분이 心臟의 發作이라고 하는 것은 多分心悸亢進을 말하는 것 갔읍니다。 俗에「動悸가 생긴다」하는 症狀의 甚한 境遇를 뜻하는 것 같습니다。

나는 前日에 다음과 같은 患者를 본 일이 있읍니다。 이분은 中年의 會社員으로 어느날 國電의 驛의 階段에서 떨어져 얼굴을 다치고 前齒를 몇個 뿌러버리는 傷處를 입었읍니다。 그로부터 國電을 타기만 하면 動悸가 생기고 不安해 져氣分이 나빠지는 發作이 일어나게 되었읍니다。 이 症狀이 차츰 甚하여져 自宅에 있어도 會社에 가려하면 이러한 發作이 일어나게 되었읍니다。 그때는 몸이 춥고 小便이 가까워지고 그때마다 多量의 尿가 排出됩니다다。 患者에 附子理子湯을 주었든 바 一週間쯤되어서 全快하였읍니다。

이분에게도 附子理中湯이나 加味遙散이 좋겠읍니다。

附子理中湯은 手足이나 身體가冷하고 脈이 늦으며 動悸、目眩、不安、不眠등 무엇이 있어도 使用할 수 있읍니다。 그러나 이 處方에는 附子라하는 劇藥이 들어 있으니 醫師의 指示를 받아야 합니다.

D 胃部가 불룩하고 목이 막히는 婦人

問 三十二歲、主婦입니다。昨年의 十月頃 編物을 하고 있었기 때문에 肩凝이 생기고 背部에도 조금 아픈 症狀이 있었는데 어느분이 말하기로 背骨을 눌려봐서 아플때는 「가리애쓰」라는 이야기를 듣고 놀라서 急速히 ○○病院에 가서 診斷의 結果는 조금 굽(曲)이 있다하면서 三個月지나서 다시 찾아오라는 것이였읍니다。또 職業關係로 오는 肩凝이라하면서 筋凝의 附近에 筋肉注射를 맞았는데 그로부터 가슴이 壓迫當하는 것 같고 지금도 숨이 막힐듯한 不快感이 납니다。暫時옆으로 누워있으면 차츰 좋아 집니다。어느날 밤 갑작스러 自己의 목이 막히는 듯하고 胃가 불려저서 그때문에 목이 壓迫되는 듯한 무엇이라 形容할수 없는 感에 잠이 깨어 크게 놀랐읍니다。벌써 그때는 노이로—제에 걸려 小心恐怖가 되어 心臟에 動悸가 생기고 食欲도 없어지고 한때는 매우 念慮하였으나 醫師의 말을 믿고 心臟엔 아무 異常이 없다고 믿고 지나면서 차츰 動悸도 나아져갔으나 아직도 목이 막히는 症狀은 좋아지지 아니하여 苦生하고 있읍니다。灸도하고 指壓도 해보았으나 寸効도 없읍니다。사람들과 對話에 熱中하고 있을 땐 全然 목막히고 胃가 불려지는 感이 없는데 對話가 끝나고 혼자 있으면 胃部分에서 목으로 空氣가 올라와서 손가락으로 눌리듯이 막혀 버립니다。그렇게 되면 生에 對한 絶望을 느끼고 이렇게 苦生하고 살바에는 죽는 便이 좋겠다 하면서 食口들을 困難케 하고 있읍니다。밤에 누우면 배속에 소리가 나고 腹部가 膨滿해져서 氣分이 不快해 집

니다。 그러나 자버리면 아무일 없고、 아침에 깨면 또 막히기 始作합니다。 神經科의 醫師는 나아 진다고 하나 벌써 一年이나 經過하였읍니다。 그리고 입에서 痰이 자꾸 나옵니다。 가슴이 괴로운 氣도 있읍니다。 便秘도 있읍니다。 以上과 같은 症狀입니다。 先生任의 診察을 받고 싶습니다만 距離關係上 不得已書信으로 問議하오니 下敎하시압

答 먼저 이분의 病이 어떻게 하여 생겨졌는가를 生覺하여 봅시다。 처음엔 등이 조금 아팠는데 그것은 編物을 하고 있는 닷으로 肩背의 凝이였읍니다。 編物에 限하지 않고 細密한 일에 從事하고 있으면 누구나 肩背部가 凝痛하여 지는 것은 當然한 일입니다。 그러나 이분은 거기에 對하여 지나치게 神經을 썼읍니다。 그것도 그런것이 背骨이 아픈 것은「가리애쓰」라는 소리를 듣고 크게 놀라고 또한 X래이를 찍어 본즉 뼈가 굽었다고 듣고서 그때부터 病이 完全히 發生하게된 것입니다。 背骨이 조금 굽어 있다는 것은 크게 珍奇한말은 아니고 健康한분에도 흔히있을 수 있읍니다。 醫師도 그때는 그렇게 說明했을 것입니다。 그러나 患者自身은 心中에 크다란 病으로 誤認해 버린 모양입니다。 그렇다면 누구나 이러한일로 病이 되어버리느냐 하면 그렇지도 않습니다。 이와 같은 病에 걸리기 쉬운 사람이 있다고 봅니다。 그러한 분은 自己身體에 關해서 지나치게 注意를 하는분 조그만한 變調에도 神經을 쓰는 분 그러나 自信이 없는 분 그러한 性格傾向의 强한 사람 입니다。

그러나 그와 같은 사람이라 할지라도 神經過敏만으로서 그와 같은 病이 發生하느냐 하면 그렇지 않다고 漢方에서는 生覺하고 있읍니다。

나는 以前부터 神經症도 身體的變調에서 發生한다고 生覺하고 있읍니다. 오직 그것이 身體疾患이 되기 前에 그 사람의 性格에 依해서 神經症이라하는 型으로 發生하게 되는 것입니다. 이 身體的變調라 하는 것은 後說하겠읍니다마는 胃內停水나 胸脇苦滿등으로 現代醫學上으로는 알려져 있지 않는 狀態입니다.

그래서 漢方에서는 이와 같은 身體變化를 目標로 하여 治療를하면 身體의 狀態도 좋아지며 同時에 神經症狀도 고쳐지는 것입니다. 그러나 漢方藥을 服用하여도 前述한 그와 같은 性格人은 生覺을 바르게 가지지 않으면 病의 治癒도 더디게 될 뿐 아니라, 나아져도 再發하는 수가 있으니 注意하여야 합니다.

그런데 이분에게 어떠한 處方이 좋으냐 하면 胃內停水가 있는 분이면 **半夏厚朴湯**이 좋고 **胸脇苦滿**이 있는분이라면 **柴胡加龍骨牡蠣湯**이 좋겠읍니다.

胃內에停水라함은 반듯이 누워서 腹壁을 가볍게 뚜드리면 心下部에서 물소리가 납니다. 그 소리를 振水音이라고 합니다. 그것은 胃아토니 症이나 胃下垂症이 있을때 많이 나타납니다.

胸脇苦滿이라 함은 胸部와 上腹이 불르고 반듯이 누우면 肋骨의 바로 밑을 눌리면 普通보다 만만하며 壓痛이 있읍니다.

半夏厚朴湯은 以上과 같은 분으로서 胃部가불룩하고 목이 막힌듯한 感이 있으며 게다가 動悸, 目眩, 不安등이 있을때 씁니다.

柴胡加竜骨牡蠣湯은 肥滿하고 튼튼한분이 便秘症이 있고 前記와 같은 神經症狀이 있을때 씁니다.

養生에 對한 注意

(一) 血道나 神經症의 사람의 食物에 對해서는 胃아토니症이나 胃下垂症의 境遇와 同一한 注意를 하는 것이 좋다.

(二) 漢方藥은 熱心히 服用하지 않으면 안됩니다. 漢方治療는 漢方藥을 服用하지 않으면 効果가 없읍니다.

(三) 그 外의 肝要한 것은 前記한 바와 같이 神經症에 걸리는 性格이 있다는 것입니다. 性格的으로 이 病에 걸리기 쉬운 傾向이 있다는 것입니다. 그래서 神經症의 사람은 養生함에 있어서 다음과 같은 點을 고칠 必要가 있읍니다 人間의 性格은 急히 變更시킬 수 없으니 하나의 手段으로서 무엇에든지 感謝하는 氣分을 恒常가지는 것입니다.

元來 人間은 健康할 때는 自身의 身體를 意識할 수 없으나 胃病에 걸리면 胃의 存在를 느끼게 되는 것과 같이 病에 걸리면 비로소 健康의 고마움을 理解하게 됩니다.

그러나 平索 感謝의 念이 稀薄한 사람은 그렇게 되어도 健康의 고마움을 느끼지 못하고 病에 걸리면 自己만이 不幸하다고 生覺하고 그 生覺에 사로잡혀서 점점 病을 惡化시키게 됩니다.

癲癇과 分裂症

癲癇에는 眞性癲癇、外傷性癲癇、症候性癲癇등의 種類가 있읍니다。이 중에서 外傷性癲癇으로서 病巢部를 確實히 알수 있고 그것이 手術이 可能한 境遇에는 根治되지마는 그렇지 않는 境遇는 一生 鎭痙劑를 服用하지 않으면 안됩니다。그래도 發作할때도 있읍니다。

이 難處한 病일지라도 漢方藥의 服用에 依해서 痙攣이 일어나지 않게 되는 일이 적지않습니다。그러나 이 病은 再發이 매우 많읍니다。또 治療의 機會를 喪失하든지 再發을 여러번 되풀이 하고 있으면 차츰 精神荒廢의 狀態가 되어서 人間失格에 이르게 되는 수도 있읍니다。

이와 같은 病의 治病療는 現代醫學의 가장 進步한 一面입니다。그러나 그의 治療法은 特殊한 것이어서 醫師들 中에도 專門的인 訓練을 받은 精神科醫師가 아니면 行할 수 없읍니다。그러나 漢方療法에 依하여서도 精神分裂病이 治癒될 때가 있읍니다。

約 生年前에 二十代의 精神分裂症患者 한사람을 治療한 일이 있읍니다。그 患者는 처음 甚한 興奮狀態였었는데 어느 大學의 神經科에서 電擊療法을 받았읍니다。그 治療로서 많이 沈着하게 되었는데 妄態만은 아무리 하여도 없어지지 않았읍니다。

이 患者에게 黃連解毒湯을 投與했읍니다。그러자 三個月쯤해서 妄態이 全혀 없어졌읍니다。 그리고 그後 七年이 經過해도 再發되지 않고 現在는 一家의 기둥으로서 健全합니다。

또 再昨年에는 밤낮 이불속에 들어가서 잠만자는 分裂症의 患者를 治療했읍니다。 그 患者는 再發로서 治療에는 約 一年間 걸렸읍니다마는 全治되었읍니다。 그래서 父親의 會社에 들어가 그 經營形態를 近代的으로 再編成 했다는 것입니다。

이와 같은 神例는 近代醫學의 治療로 좀처럼 낫기 힘드는 型의 分裂病입니다마는 漢方療法으로서 좋아진 것입니다。

癲癎이나 精神分裂病의 治療는 漢方으로서도 퍽 어려운 것이어서 熟練이 必要하기 때문에 이 책에서는 省略하기로 하겠읍니다。

月經不順과 月經困難症

月經不順이라하면 月經이 不規則하게 되어 間隔이 길게도 되고 짧게도 되어 豫定日보다 늦어지고 빨라져 或은 日數가 짧든지 길든지 量이 많든지 적든지 하는 境遇를 말합니다。

月經不順은 卵巢、腦下垂體、甲狀線등의 活動에 關係가 깊읍니다마는 其他에 結核이나 糖尿病등의 全身疾患에서도 惹起되며 精神感動 근심걱정 苦惱등이 原因이 될 때도 있읍니다。

月經困難症이라 함은 月經時에 下腹이나 腰部가 아프고、氣分이 나쁘며、때로는 嘔氣나 嘔吐가 생기는 病입니다。이것은 子宮筋腫이나 卵巢囊腫등의 異常이 있든지 子宮의 發育不全이나 甚한 子宮後屈등의 故障이 있든지 子宮及附屬器에 其他의 炎症性의 病이있든지하면 일어 납니다。또한 原因不明의 때도 적지않고 神經性의 것도 있읍니다。

그리고 月經不順에는 종종 月經困難症을 隨伴하는 일도 있읍니다。 그래서 여기에선 이들 病의 治療를 綜合해서 말씀드리고저 합니다。

月經不順과 月經困難症의 實例症狀과 治療

A 月經不順으로 生理時엔 發熱하는 二十三歲의 女子

問 저는 二十三歲의 事務員입니다。夜間에 勤務를 始作해서부터 生理가 不順해지고 여러 가지 藥을 服用하였으나 모다 一時的이고 効果는 繼續하지 않습니다。

그리고 언제나 頭痛이 있어 特히 生理時가 되면 頭中에 피가上衝한다할까 얼굴이 빨갛게 되고 熱도 나서 二日程度缺勤합니다。日字도 不定하고 다음의 月經이 올 때가 十五日도되고 二十日도 되며 量도 적어서 二日程度로서 끝입니다。

漢方藥을 服用하고 싶은데 무엇을 服用하면 좋을른지요?

答 이와 같은 때 잘 듣는 處方에 **當歸芍藥散**、 **桂枝茯苓丸**、 **桃核承氣湯**등이 있어 體質의 强弱에 依하여 各其 區分됩니다。

이분은 上氣에서 얼굴이 붉어진다 하니 桂枝茯苓丸이 좋다고 生覺합니다。萬一 이분이 貧血性의 冷症이라면 當歸芍藥散이 좋겠읍니다。

桂枝茯苓丸은 體力、體格이 中等人으로서 月經不順이나 月經困難이 있어 下腹痛이나 帶下 出血등이 있고 上氣性의 사람에게 씁니다。

當歸芍藥散은 여위고 貧血하며 手足이나 腰部가 冷하는 사람으로서 頭痛、目眩、肩凝腰痛 등이 있고 小便이 가깝고 疲勞하기 쉬우며 月經不順、月經困難 帶下등이 있는데 婦人에 씁니다。

B 處女時代부터 月經이 少量이며 肩凝이있는 三十七歲의 主婦

問 三十七歲의 主婦 處女時節부터 月經이 少量하여 大體로 三日程度였으며 最近엔 半日

도 없읍니다。 그 때문인지 매우 肩凝頸凝이 甚하여 괴롭습니다。

어떻게 하든지 月經이 正常的으로 되는藥이 없겠읍니까?

二十六歲부터 등(背)에서 목(首)에 걸쳐 板子와 같이 딴딴해지고 極度로 여윈男子들의 體格같이 되어 버렸읍니다。 病院의 醫師先生任도 說明해주지 않습니다。

答 이분도 **桂枝茯苓丸**이 좋겠읍니다。 이 藥으로서 月經이 적든지 많든지間에 適當히 調整됩니다。 肩凝도 없어지고 氣分도 좋아집니다。

萬一 이 때에 大便이 秘結하고 다른 여러가지 症狀이 매우 甚할 때는 桃核承氣湯을 씁니다。

C 月經不順으로 頭痛 目眩에 고생하는 三十三歲의 未婚女子

問 저는 三十三歲의 未婚者입니다。 二年前부터 身體狀態가 不良하여 生理가 不順하게 되고頭痛目眩이 생기고 生理時는 매우苦痛스러워서 얼굴이 붓고 어지러워서 서있을 수 없읍니다。

病院에 가서 「홀몬注射」를 二十本 맞았읍니다。 그때문인지 生理는 빨라지고 苦痛은 半減되었읍니다마는 帶下가 甚하게 있었읍니다。 그런데 一年도 지나지 않고 또 惡化되어 「오바홀몬」을 十本맞았읍니다。 그러니 퍽 平安해졌는데 亦是 帶下가 있게 되었읍니다。

昨年여름에는 胃腸病을 모르는저가 發熱하여 三日동안지나서 下熱되었읍니다마는 胃가 나빠진듯 하여 食事를 取할수 없고 二個月間 아무일도 못했읍니다。 今年에 와서는 耳鳴、肩凝

도 생기고 亦是身體의 狀態가 좋지 않습니다。 그래서 胎盤홀몬을 맞았읍니다。 帶下는 없으나 몸은 마찬가지였읍니다。

顔部는 언제나 부어(腫)있읍니다。 매우 疲勞하고 어깨가 뻐근합니다。 한달同安에 며칠間平安할 程度입니다。 조금 過食하여도 胃가 고단하고 어깨가 뻐근하고 등이 아프게 됩니다마는 肋膜炎은 아닙니다。 언제나 다리부터 腰部에 걸쳐 冷하고 얼굴에만 上氣되어 괴롭습니다。

저는 身長 五尺 體重 十一貫五百匁程度 食物은 酸味있는 것을 좋아합니다마는 刺戟性있는 것은 避하고 있읍니다。

그리고 저는 神經質이며 動悸가 자주있고、 조그마한 소리에도 잠이 깨어 잘 잘수가 없읍니다。 이 病에 漢方이 좋겠읍니까?

答 이분은 月經不順으로 계다가 神經質이며 여러가지 神經症狀이 있는 모양입니다。 이와 같은 때는 加味逍遙散이 좋겠읍니다。

約二年前에 三十七歲의 婦人이 診察을 받으러 왔읍니다。 그 症狀을 簡單히 말씀드리면 十年前에 卵管結紮의 手術을 받고 月經이 매우 적어지고 氣分이 不愉快하며 身體가 떨리고 目眩 手足의 저림 腰痛등이 생기고 不安感이있고 生理時에는 미칠(狂)듯하며 사람이 變할 程度로 興奮한다는 것이였읍니다。 그 婦人에게 加味逍遙散을 써본즉 처음 月經時에 「커피」 같은 것이 나왔으나 二、三個月지나니 前記와 같은 症狀이 全無해지고 月經도 順調롭게 되었다 합니다。

加味逍遙散은 月經不順으로서 體質的으로는 當歸芍藥散을 쓸 婦人으로서 頭重 目眩、動悸、不眠、不安感、憂鬱등의 神經症狀이 있든지 微熱이 있는 분에 씁니다。

D 處女時代로부터 月經痛으로 苦生하는 三十七歲의 婦人

問 저는 今年三十七歲의 女子로서 아이는 없읍니다。처음엔 그다지 甚한 便은 아니였읍니다마는 再昨年頃부터 生理日이 되면 下腹痛이 생기고 嘔吐가나며 冷汗을 흘리고 每日當하는 일이어서 苦痛에 이기지 못하여 醫師의 診察을 받아 본즉 子宮筋腫이라 하여 同年六月에 開腹手術을 받았읍니다만 結果는 手術前과 變함이 없고 病院에서 長期間 注射를 맞았읍니다마는 別다른 効果는 없고 最近엔 한層 惡化되어 苦悶하고 있읍니다。

最近의 症狀으로서는 生理가 始作되어서 約十時間經過하면 前記와 같은 괴로운 症狀이 되고 그것이 約一日계속하고 그뒤의 二、三日은 下腹이 아플 程度이며 約 十日程度 月經이 있읍니다。手術前은 五日程度였읍니다。

答 이분은 月經困難症입니다。이와 같은 境遇에 使用하는 漢方藥은 前記의 **當歸芍藥散**、**桂枝茯苓丸**、**桃核承氣湯** 등입니다。萬一 이분이 여위고 貧血性의 冷症의 사람이면 當歸芍藥散이 좋고 中等程度의 體質이면 桂枝茯苓丸이 좋으며 體格이 좋은 上氣性의 便秘가 있는 분

이면 桃核承氣湯이 좋겠읍니다.

또한 月經時에 氣分이 어지럽고 興奮하며 狂躁狀態가 되는 분은 桃核承氣湯이 좋습니다。

그러나 이 境遇에 體質이 弱하고 瘦瘠한 貧血性의 사람에는 前記한 加味逍遙散을 쓰면 좋습니다。

其他 月經困難에는 五苓散이 잘듣는 때가 있읍니다。이 五苓散으로서 極甚한 月經困難症을 治癒한 經驗이 자주 있었읍니다 十八歲의 少女가 親戚의 商店에 와 있었는데 初潮以來每月 月經時에 甚한 嘔氣와 嘔吐가 생겨서 앉아 있지 못하고 三日程度는 누워있다고 합니다。嘔吐는 飮食이 突然 噴水와 같이 입으로 튀어 나왔다 합니다。이것은 五苓散의 適應症이 水逆이라 하는 症狀입니다。이 處女에게도 五苓散을 주었던 바 半달이 못되어 다음의 生理가 찾아 왔는데 前과 같은 症狀이 없어져 활발하게 일하고 있읍니다。

月經不順이나 月經困難症의 治療에는 月經時나 아닌 때라도 漢方藥을 服用하면 좋습니다。

一、三個月 계속하여 服藥을 하면 月經이 차츰 順調롭게되고 月經時의 苦痛도 차츰 輕快해집니다。

不姙症과 流產癖

不姙症이라 함은 普通 結婚하여 三年以上 지나도 姙娠안되는 境遇를 말합니다。

不姙娠의 原因은 男性側에 있는 境遇도 勿論있지만 女性側에 있는 境遇는 單純한 卵巢、卵管、子宮등의 異常뿐만 아니라 腦下垂體나 甲狀線、 副腎등의 內分泌系에 異常이 있을 때도 있고、經核이나 糖尿病、全身疾患 등 여러가지 原因이 있읍니다。 그러나 不姙娠의 境遇에 아무런 異常을 發見할 수 없는 때에도 姙娠되지 않는 일도 있읍니다。 그러한 분은 人工受精까지해도 姙娠되지 않을 때가 흔히 있읍니다。

漢方療法에서는 卵管이 癒着되고 있는 분은 不可能하지마는 內臟의 活動이 나쁘다든가 原因不明의것에는 効果가 있읍니다。

流產이 自然히 여러번 되풀이 되는 것을 習慣流產이라합니다。 普通말하는 流產癖 그것입니다。 그 原因은 子宮內膜炎 其他의 子宮病、子宮後屈發育不全등이 있든지 心臟病腎臟炎、結核、虫垂炎등의 病이나 精神的刺戟으로 생깁니다。 또 慢性傳染病中에 特히 梅毒이 原因이 된다고 합니다。

그러나 實際로는 아무런 異常이 없는데도 不拘하고 몇번이든지 流產하는 분도 있읍니다。 이와 같은 분은 體質的으로 弱한 사람이나 冷症의 사람에게 흔히 있읍니다。 漢方療法이 特

効를 나타내는 것은 이와 같은 婦人의 境遇입니다。

不姙症의 實例와 治療

A 七年間 不姙하여 月經時 生理痛이 甚한다

問 (前略) 저는 結婚後 七年이나 되는데 生産을 못했읍니다。 좋은 漢方藥의 指示를 받고 싶습니다。

病院에서는 子宮發育不全症이라 합니다。 그 때문인지 生理時에 痛症이 甚하여 「구례랑」을 服用합니다。 日數는 三日間程度이며 二日동안은 퍽 多量합니다。 普通一週間程度있다고 하는데 저의 境遇는 어떻습니까? 그리고 三月二十五日에 있었다。 다음은 四月十七日頃에 있을 豫定입니다。 너무 빠르다고 生覺합니다。 늦어지는 일은 없고 언재나 빠릅니다。

身體는 가는便이고 別로 弱한데도 없으나 좀 冷症이있읍니다。

病院에서 卵管通氣法을받았으나 別로 異常이 없다고 합니다。 月經後 十日程度 지나면 盲腸이 있는곳 卵巢의 附近이 多少 不快합니다。 왠지 그 場所에 손이 가게 됩니다。 그리고 二三日 지나면 下腹이 不便하게 됩니다。 普通人은 月經前 二、三日에 下腹에 變化가 있다하는데 저의 境遇는 좀이른(早)感이 듭니다。

무슨 좋은 漢方藥을 가르쳐 주십시요(後略)

答 이분은 月經困難症으로서 게다가 不姙症입니다。 이와 같은 境遇엔 前書한 **桂枝茯苓丸**
이나、**當芍藥散**이 좋으며、月經時의 괴로운 症狀도 없어지고 곧 姙娠하게 됩니다。 이분은
여윈 便이나 健康하다하니 桂枝苓茯丸이 좋다고 生覺되나 萬一 冷症이 甚하고 貧血性의 體
質이면 當歸芍藥散이 좋겠읍니다。

B 結婚後六年동안 出産못하고 月經도不順한 二十八歳의 主婦

問 저는 二十八歳의 主婦로서 結婚後 六年이되었으나 生産을 못하여 苦悶하고 있읍니다。
여기저기 病院에 가보았으나 아무런 效果도 없고 게다가 저는 每月 經度不順으로 五日부터
十日程度 늦어집니다。 病院에 다니고 있을 同安은 不順도 좋아지는데 病院에서는 저의 身體
는 子宮이 적기때문에 또는 가늘기 때문에 姙娠하기가 힘들고 假使 姙娠했다하드라도 順産
이 될지 어떨지 알수 없다 합니다。 主人은 매때로 하나라도 좋으니 速히 낳도록 하라하나 저
의 氣分도 同一합니다。 어떻게 하든지 하나만이라도 낳고 싶습니다。 저의 身體로서 姙娠이
可能하겠읍니까?

C 結婚後 九年이 지나도 生産못하는 三十三歳의 婦人 冷症으로 生理時 下腹이 極痛

問 (前略) 저는 三十三歳의 女子입니다。 結婚하여 滿九年이되나 兒孩가 없고 醫師의 診
斷에 依하면 發育不全이라 합니다。 處女時代는 生理가 順調로웠읍니다 그後 期日은 大體로
二十八日型입니다마는 右下腹部가 매우 아프며 醫師에게 往診을 請할 程度입니다。 대로는

그렇지도 않는 수가 있읍니다마는 하로 程度는 누워야 합니다。 그리고 嘔氣、 微熱을 隨伴합니다。

게다가 極히 冷症이 甚합니다。 저와 같은, 境遇에 適合한 漢方藥이 있겠읍니까?

答 B人이나 C이나 모두 發育不全으로 月經에 異常이 있어 姙娠못하는 例입니다。

이와 같은 境遇는 大槪 冷症이며 虛弱한 體質입니다。 이와 같은 분은 當歸芍藥散을 長期服用하고 있으면 體質이 改善되어 月經이 順調로워지고 姙娠도 하게 됩니다。 오직 이와 같은 분의 體質을 改善하는데는 二年、 三年 오래동안 服藥하지 않으면 効果가 없읍니다。

D 結婚九年 姙娠못하는 三十五歲의 女性 生理도 順調롭고 身體에 異常없다

問 저는 三十五歲의 女性입니다。 結婚九年그間 한번도 姙娠을 못해봤읍니다。 生理日은 時計의 바늘처럼 正確합니다。 醫師에게 보인즉 異常이 없다 합니다。 五年前에 搔爬手術을 받은 적도 있었읍니다。 基礎體溫을 재어봐도 排卵日도 나옵니다。 저는 冷症입니다마는 퍽 健康體입니다。 主人도 診察을 받아 봤으나 健康하다 합니다。 좋은 藥을 가르쳐 주십시요。

E 한번 出產하고 한번 中絕한 後 姙娠못하는 理容師

問 저는 一九二二年生으로 結婚 三年째에 生男하여 一年되지 않아 傳染病으로 死亡하고

(二十六歲時出産) 其後 三十一歲時 姙娠 三個月에 盲腸때문에 中絶하였읍니다。

그리고 그 後부터는 姙娠이 되지 않고 醫師에 보여도 原因도 없고 每月의 排卵도 體温에 依하여 確實합니다。

初産時는 四個月頃 流産될듯 하여 黃體홀몬으로서 出産까지 견디어 왔읍니다마는 亦是 홀몬不足때문인지요。

저는 이곳에서 理容店營業을 하고있어 하루 終日 서서 지내는 때도 많고 때때로 疲勞할 때는 腰痛도 생깁니다。

答 이 두분은 醫師에게 보이니 아무데도 나쁜곳이 없다하는데 몇해동안이나 姙娠을 못하고 있읍니다。 그런일은 그렇게 稀貴한 일이 아닙니다。 이와 같을 때도 漢方醫學的으로 診察해보면 意外로 나쁜곳이 發見됩니다。 그 나쁜곳을 治療하지 않으면 不姙娠症도 나을 수 없읍니다。 約三年前에 어떠한 婦人을 診察했는데 그분은 結婚하여 얼마後에 流産을 했는데 그後約 十年間 한번도 姙娠못하여 各處의 病院에 가서 診察도 받았으나 나쁜 곳이 全혀 없다고 한다 합니다。 홀몬注射其外 많은 治療를 받았으나 姙娠은 如前히 안되어 어느 大學病院에서 人工受精도 받았으나 全혀 効果가 없다합니다 그 사람을 漢方醫學的으로 診察해본즉 腹部에 胸脇苦滿이라 하는 症狀이 있었읍니다。 그래서 **柴胡桂枝湯合桂枝茯苓丸**을 約半年間 安써 본 結果 그 胸脇苦滿이 없어졌읍니다。 그後 下腹部가 매우 冷해지는 것을 目標로 **當歸芍藥散**이다。 **温經湯**을 주었읍니다。 그래서 温經湯을 二個月程度 써본結果 下腹이 따뜻해지

고 곧 姙娠하게 되었읍니다.

E人은 姙娠해 본일이 있어서 참다운 不姙娠이라고 할 수 없겠읍니다마는 그後 亦是數年 동안 姙娠을 못해 본 분입니다.

溫經湯은 血液의 循環을 좋게하고 몸을 따뜻하게 하는 處方입니다. 不姙娠에는 옛날부터 많이 쓰이는 處方입니다.

F 慢性腎盂炎이 있어서 姙娠못하는 婦人

問 (前略) 저는 一九二四年 二月에 結婚하여 九年째가 되나 姙娠이 못되어 漢方藥이 좋다는 新聞의 記事를 읽고 先生任에게 付託을 드리는 바입니다.

主人은 三十六歲입니다. 저는 教員生活을 하면서 病한번 아니하고 지내왔읍니다. 結婚한 後부터 腰痛이 每月 생기고 經度가 있을 땐 매우 甚한便이 었읍니다. 그後 腰部의 右側이 아프게 되고 高熱이 나오고, 二, 三日 지나면 完全히 없어져 일하기 始作합니다. 이와 같은 症勢가 다달이 繼續하기 때문에 醫師의 檢査를 받아 본 結果 腎盂炎이라하여 治療를 받고 나았읍니다. 그러나 조금지나면 또 再發합니다. 共濟病院의 泌尿器科에서 보인즉 慢性腎盂炎인것 같다 하면서 治療를 받고 治癒되었읍니다. 그래서 그 後 그냥 두었든 結果 去年 二月頃 다시 아프기 始作하여 病院에 나이면서 고쳤읍니다.

四月이 되어 어느날 性交를 하는 途中 甚한痛症을 느끼어 冷汗을 흘릴 程度였었기에 産婦人科에 가서 診察받은즉 腸에 子宮이 癒着되어 있어서 手術을 아니하면 안된다고 하여 五月三

十日、共濟病院에서 手術을 받았읍니다。 그리고 그後 다시 腎盂炎이 再發하여 月餘동안 入院하고 있었읍니다。

이 病을 根治해야 되겠는데 하고 念慮를 하니 强한藥으로 눌리고 있으니 根氣있게 治療를 받아야 한다는 醫師의 말이었읍니다。 病院의 藥으로선 到底히 完治될것 같지않아서 어느날 漢方堂에가서 十日分의 丸藥을 가지고 와서 服用했읍니다。 그런즉 三月의 月經이 七日이나 늦게 나와서 왠지 걱정스러워 中止했읍니다。

油類를 좋아하지 않고 쓴(酸)것을 즐깁니다。 病이 完快되었다 싶으면 腰部의 一個所와 右足의 着根部가 아프게 됩니다。 血의 不足인가 생각도됩니다마는 상쾌해지지 않습니다。 좋은 藥을 가르쳐 주십시요。

答 이분의 不姙症의 原因이 慢性腎盂炎에 있는지는 確實히 알 수 없으나 漢方療法으로 身體에 出現되는 病症을 治療하면 不姙症도 함께 고쳐지는 例가 許多히 있읍니다。

八年程度 前에 어느 婦人의 治療를 맡은 일이 있읍니다。 그분은 十二指腸虫病에 걸려서 그것을 고치고난 다음에 貧血、動悸、絶息感등의 症狀이 發生하여 治療를 받아도 百藥이 無效의 地境에 놓이고 있었읍니다。 나는 그분에게 **四物湯**과 **苓桂朮甘湯**의 合方인 **聯珠飮**과 **四物湯**과 **黃連解毒湯**의 合方인 **温淸飮**을 使用하여 貧血을 完治했읍니다。 그러자 結婚以來 五年間 姙娠못해본 이 婦人은 不姙症도 나아어서 繼續하여 두 아기를 分娩하게 되었읍니다。

이분도 慢性腎盂炎을 治療하면 不姙症도 나아 지리라 生覺합니다。 그렇게 하려면 **猪苓湯**과

四物湯의 合方을 長期服用하면 좋겠다고 生覺합니다。

流産癖의 實例와 治療法

A 流産癖의 婦人 아무런 原因도 없다

問 二十八歲의 女子 三年前에 結婚하고 그間 二回姙娠하고 一回는 三個月로 流産하고 그 다음엔 五個月로서 流産하였읍니다。流産의 原因은 確實치 않습니다。梅毒이 流産의 原因이 된다고 醫師에게듣고 檢査를 받아보았으나 別로 異常은 없었읍니다。

産婦人科의 先生에게 問議해 봐도 別다른 方法이 없다。榮養을 좋게하는 以外는 別道理가 없다고 합니다。漢方藥으로서 流産을 豫防하는 方法은 없겠읍니까?

B 아무런 原因도 없이 早期破水癖이 있는 婦人

問 저는 醫師의 婦人으로 今年三十五歲입니다。男兒가 한사람 있읍니다。아직도 더 必要합니다마는 그 後에도 姙娠은 三回 했읍니다마는 언재나 七個月쯤되어서 早期破水가 되어 早産해 버립니다。長男을 낳을때도 早期破水가되었으나 八個月程度였기때문에 힘들여 기루었읍니다。

이와 같은 早期破水의 習慣을 治療하는 것은 現在의 醫學에는 없다고 하는데 漢方藥에 좋은 것이 있겠읍니까?

答 A人에는 **當歸芍藥散**이 좋겠읍니다。 한때 二十二歲의 젊은 婦人이 結婚해서 곧 姙娠하였으나 아무런 原因도 없이 流産하고 말았읍니다。 그後 몸의 狀態가 왠지 좋지 못하여 當歸芍藥散을 約半年程度 주어서 服用시켰드니 再次姙娠하여 낳은 아기는 女子였으나 퍽 健康하게 자라고 있읍니다。

B人에게도 當歸芍藥散이 좋으리라 生覺합니다。 前述한 温經湯으로서 不姙症이 治癒된 婦人은 實은 여러가지의 治療를 받고 있었기 때문에 漢方治療를 約 一年間 中止하였읍니다。 그런데 그 當時마침 姙娠을 하게된 모양입니다。 그런데 그 婦人은 十年以上 여러가지 治療를 하여도 고쳐지지 않든 不姙症이 漢方藥을 服用함으로서 姙娠을 하게 되었는데 그것을 中止해 버렸다는 것입니다。그 結果 七個月頃에 아무런 原因도 없이 早期破水가 되어 死産하고 말았읍니다。 그분은 그後에 다시 漢方治療를 받고서 찾아 왔읍니다。 그때에도 温經湯을 投與했읍니다。 그러자 三個月後에 다시 姙娠하게 되었는데 그後 當歸芍藥散으로 變更하여 分娩時까지 繼續하여 結局 無事히 生男하게 되었읍니다。

其他의 養生法

不姙症이나 流産癖에 對하여 가장 注意하여야 할點은 下腹이나 腰脚部를 차(冷)게 하지 않는 일입니다。

그때문에 冬季에는 勿論 下衣를 따뜻하게 입고 잠자리도 따뜻이 하고 海水浴이나 스키ㅡ 등은 操心하여 冷한 場所에서는 長時間 居處하지 않도록 해야 됩니다。

食物은 甘味類를 避하고 肉食 油類가 害롭고 酸性食品은 可及的 적게 먹고 野菜類등의 알카리性食品이나 칼슘이 많은 小魚를 되도록 多取하도록 하는 것이 좋겠읍니다。

옛날부터 가난한집에 子息이 많다고 하는데 그것은 美食하는 사람들에 不姙症이 많고 粗食하는 사람에게 아기가 많다는 것을 實證하고 있는 것입니다。

結核性疾患(肺結核、腎臟結核、가리애쓰)

結核의 治療는 最近 매우 發達해서 이제는 結核이 옛날같이 不治의 病이 아닙니다。肺結核은 輕한 것은 化學療法만으로도 治癒되고 空洞이 있는것도 手術이 發達해서 거의 根治할 수 있겠금 되었읍니다。腎臟結核에도 化學療法이나 手術이 有效합니다。「가리애쓰」도 化學療法이 特效합니다。

그러나 이와 같은 治療法으로서 모든 사람의 病이 解決되는 것은 아닙니다。 아래루기 性體質에는「스트마이신」를 쓸수 없을때가 있고、胃腸이 弱한 분에「파쓰」를 먹일수없읍니다。 또 兩側 腎臟結核엔 手術이 不可能합니다。「가리애쓰」도 身體가 弱化되었을때는 化學療法이 잘、안 듣습니다。

이와 같은 때 胃腸을 좋게 하고 全身療法에 依하여 病療養의 効果를 올리는 것이 漢方療法입니다。

肺結核의 實例와 治療法

A 成形手術後 肺結核이 再發 胃腸이 弱하여 「파스」를 먹을수 없다

問 今年 三十二歲 元來 虛弱體質이었읍니다만 一九五二年에 結核으로 診斷되고 右肺上葉에 空洞이있어서 翌年에 成形手術을 받고 一時 좋아졌는데 今年初부터 기침 喀痰이 많고 醫師의 診斷은 率直히 말해 주지않으나(저 自身이 神經質이 있기 때문에) 再發이라고 生覺됩니다。

痰도 膿과 같고 나날이 여위어 體重도 極端으로 減少했읍니다。現在「하이도라짓드」를 服用하고 있읍니다。菌은 나오지 않으며 熱도 없읍니다。그러나 空洞性인지 手術받은 곳이 惡化되었는지 服藥하여도 効果가 없는것 갔읍니다。化學療法을 繼續하려해도 極端的으로 胃腸이 弱하여 使用할수 없읍니다。

右와 같은 狀況으로 어떻게 해서든지 先生任의 힘으로 再起하고 싶습니다。手術後의 再發은 西洋醫學에서는 確實한 治療法이 없다고 합니다。現在衰弱하고 있기 때문에 直接 찾아보기 前에 于先問議하는 바입니다。

答 이와 같이 胃腸이 弱한 사람은「파스」를 먹으면 곧 食欲이 없어지고 體力이 消耗해서 오히려 惡化하는 境遇가 있읍니다。게다가「스트마이신」의 耐性이 생기게 되면「스트마이신注射」도 効果가 없어지니 점점 治療法이 莫然해 집니다。

이와 같은 분으로 기침이나 痰이 長期間 繼繼할 때는 滋陰至寶湯이 좋은 處方입니다。萬一胃下垂가 있는듯한 사람으로 瘦瘠하고 喘咳가 있으며 묽은 水様의 痰의 많을 때는 喘四君子湯을 쓰면 좋습니다。

B 肺結核으로 入院中 胃가 弱하여 體力이 없다

問 저는 現在 肺結核으로 入院中에 있는 者로서 胃弱하여 苦生하고 있읍니다。肺는 現在 病巢가 매우 縮少되어 成形手術을 받을 수 있는 時期가 到來하였는데 永年의 病院生活에 胃가 弱해지고 體力이 衰해서 醫師도 걱정을 하고 있는 中입니다。平常 普通食을 하고 있으나 胃속에 食物의 停滯가 길고 多少食欲不振 大便은 每日 通常便이나 좀처럼 體重이 增加되지 않습니다。近來에 와서는 多少胃를 無理해서 胃炎에 걸려 粥을 먹고 있으나 食後 口中이 酸해지고 때때로 發達하여 口腔內가 뜨거워지고 혀(舌)가 거치러(荒)집니다。또 食後 三時間程度가 되면 生唾가 나오고 목과 코의 뒷便에 粘液이 고이고 食道에 「까스」가 발쳐서 괴롭고 쓴(苦)물을 無理하게 吐하면 좀 편해 집니다。그러나 胃痛은 全혀 없읍니다。大便은 普通이나 드물게 가벼운 下痢의 症狀이 있읍니다。其間 「아루미겔」등을 購入服用했으나 輕快해 지지 않으며 점점 여위고만 있읍니다。

右와 같은 症狀입니다마는 胃腸을 좋게 하는 藥은 없겠읍니까?

答 이분도 結核보다 胃腸이 弱한데 對해서 苦生하고 있는듯 합니다。

이분에게 쓸수 있는 處方은 몇가지 生覺해 볼 수 있겠읍니다。書信에 있는 것처럼 實際로 熱이 날때가 많고 食欲이 없다면 **小柴胡湯**이 좋겠으나 이때 身體가 衰弱하여 體力이 매우

低下되어 있는 境遇는 **柴桂枝乾姜湯**이 좋습니다。 그리고 熱은 없고 胃腸症狀만이라면 **半瀉心湯**이나 **六君子湯**이 좋겠읍니다。 그때 身體가 衰弱하고 體力이 低下하여 手足이 冷하며 입에 묽은 침(唾)이 고이는 境遇는 **人蔘湯**이 좋고 下痢가 오래 繼續하고 있을땐 **眞武湯**이 좋습니다。

腎臟結核의 實例와 治療法

A 兩側의 腎臟結核 化學療法을 繼續하고 있으나 血尿가 끊지지 않는다

問 一面識도 없는 先生任에게 書面으로서 失禮합니다。

저의 病名은 腎臟結核입니다。 三年前에 어느 大學病院에 入院하여 「스트마이」를 六十本注射를 맞고 「파스」를 每日 十瓦服用 三個月로서 退院했읍니다。 兩側의 腎臟이 나쁘기 때문에 手術은 不可能하고 저亦是 手術를 받고 싶은 마음은 全혀 없읍니다。

昨年五月頃에 少便이 多少 맑아진 듯하여 大學病院에 가서 膀胱鏡으로 봤는데 왠지 再次 血尿가 나와서 놀래었읍니다。 그로부터 再次 「스트마이」를 一週間에 二個式 注射하고 「파스」는 每日 「하이드라짓드」는 五十耗를 一日三粒式 「스트마이」를 맞을 때 服用하고 있읍니다마는 아직도 血尿는 中止 안됩니다。 尿는 매우 濁합니다。 尿의 回數는 一日 十回 程度입니다。 熱은 없읍니다。

어떻든 小便이 맑아지고 本來의 身體로 回復하고 싶습니다。急히는 좋아지지 않으리라 生覺하오나 오래걸려도 先生任의 藥方藥을 求해서 고쳐보고 싶습니다。

年令은 三十歲 未婚입니다。食欲은 普通 밤에 잠은 잘오나 二回程度便所에 갑니다。

B 脊推 가리쓰뒤에 腎臟結核 十年이經過하려도 낳지않는 男便의 病

問 저의 主人은 一九四七年 봄부터「胸稚가리애쓰」에 걸려 現在는 十中八九는 好轉되었으나「가리애쓰」發病當時부터 血尿나 血塊가 隨時나오기에 有名한 醫師에게 二、三次診察를 받아본즉 尿에 菌이 없기 때문에 腎臟結核은 아니라고 말씀합니다。그런데도 今年三月엔 갑작스리 左腹이 견딜수 없을 程度로 疼痛하여 그때 비로서 腎臟結核이라는 診斷이 내렸읍니다。그러나 發病하여 거의 十年이나 지나서 左側은 可望이없고 右側도 治療困難이 아니겠나 싶읍니다。

現在 마이싱注射와 파스를 內服하고 있읍니다만 期待할 程度의 効果도 없고 尿가 나온뒤는 痛症과 血尿가 꼭 있읍니다。긴 鬪病生活로 苦生하고 있어서 게다가 腎臟結核이란 死刑宣告를 받고는 참으로 눈앞이 캄캄한 每日을 보내고 있읍니다。

○○氏의 腎臟結核이 先生任의 藥으로 全治했다는 소리를 듣고 最後로 先生任께 付託하고저 붓을 들었읍니다。

答 腎臟結核은 가벼울 때는 잘 모르고 있다가 血尿가 나오든지 小便을 볼때 痛症을 느끼든

지해서 비로서 醫師를 찾는 수가 許多합니다。 그래도 單純한 膀胱炎으로 誤認되는 수가 많습니다。

血尿가 오래 繼續할 때는 一旦 이 病을 疑心해보고 게다가 以前에 結核性의 病을 앓은 분은 直時專門醫의 診察을 받아 볼 必要가 있읍니다。

腎臟結核에 쓰이는 漢方의 處方은 **四物湯合猪苓湯** **十全大補湯** **八味地黃湯**등이며 또한 그 것에 **露蜂房**이라든가 **亂髮霜**을 兼用합니다。

A人이나 B人도 이와 같은 漢方藥을 化學療法과 併用하여 服用하여 服用하며 充分한 安靜을 取하여 根氣있게 養生하면 快復을 바랄 수 있읍니다。

單只 이와 같은 病의 治療는 素人으로는 困難하니 專門의 醫師의 指導를 받도록 하십시요。

가리애쓰의 實例와 治療法

A 五年동안 가리애쓰로 苦生하는 未婚女子 腸腹 大腿部에 膿이 고인다

問 저는 오래도록 「가리애쓰」로 苦生하고 있는 未婚의 女性입니다。 다음 病狀을 말씀드리겠읍니다。

一九五二年봄부터 때때로 腰部가 不自由 스럽고 아파서 이불을 들고 내릴 수가 없어 病院에 가보았는데 「리차…드病」이라 하여 二個月쯤 通院하면서 注射를 맞았읍니마는 조금도 効

果가 없읍니다。 그래서 八月下旬에 病院을 變更해 봤읍니다。 여기에서는 「가리애쓰」로 診斷되어 入院하여 安靜해야 된다 하기에 곧 入院했읍니다。 낯을 씻을때는 등이 굽혀지지 않기 때문에 한쪽손을 집고 다른 손으로서 겨우 씻을 程度입니다。 그리고 「기브뱃드」를 쓰고 安靜하고 있읍니다마는 一九五三年 二月엔 右側의 下腹이 急作스리 아프기 始作했기 때문에 盲腸이 아닌가 싶어서 多角度로 調査하여본 結果 膿이 七CC나 고이고 있었읍니다。 가리애쓰의 膿이 고이기 때문에 생기는 痛症이었읍니다。 그래도 그後는 그럭저럭 지냈는데 五月엔 痛症은 없으나 右下腹이 부어서 穿刺해 본즉 膿이 七百CC程度 나왔읍니다。 그리고 얼마있다가 穿刺한곳에 구멍(孔)이 생겨서 膿이 나오게 되었읍니다。

同年九月에는 健康保健이 終了되어서 그 病院에 있을 수 없고 膿을 그대로 두고(솜을 발려 놓고)病院을 變更했읍니다。

그리고 十月十三日에 그 病院에서 腹部를 切開하여 膿을 닦아내고 「스토마이」를 넣어서 縫合하고 每日 三十萬單位의 「패니시링」과 「스트마이」의 注射 「하이드라짓드」를 使用하였읍니 그때문에 翌年五月에는 切開한 곳이 完全히 막혀 退院하였읍니다。 血沈은 三十五粍程度입니다。 그런데 이번에는 九月쯤되어 左脇腹이 부었기에 病院에 찾아가 보인즉 亦是膿이 고여있으니 安靜을 取하라는것 이었읍니다。 그 膿이 正月頃에와서는 없어져 버렸읍니다。 그리고 또다시 五月末頃에 부었는데 그때는 左大腿部도 부었읍니다。 그 腫處는 硬固하며 筋肉이 뭉친 듯한 感이 었읍니다。

허리도 마찬가지로 굽힐 수 없읍니다。 오래동안 앉아있으면 무척 저리고 언제나 똑바로 하고 있읍니다。

現在는 在家中이며 洗面時 食事時 便所에 갈 때 以外는 「기브스뱃드」에 들어가서 누워있읍니다。 適切한 治療法을 바랍니다。

答 가리애쓰의 治療에는 安靜이 첫째입니다。「기브스」를 감든지 「기브스뱃드」에 들어가는 것도 全身의 安靜과 局所의 安靜을 取하기 위한 것입니다。

漢方藥에는 十全大補湯이나 耆歸建中湯을 씁니다。 이 處方을 長久히 服用함으로서 排膿을 促進하고 治療를 바랄 수 있읍니다。 또 이處方에 伯州散을 兼用하여도 좋을때가 있읍니다。

其他의 一般的養生法

前述한 바와 같이 結核性症患에서 第一 重要한 것은 適當한 安靜입니다。 어느 程度安靜하면 좋은가 하는 것은 사람에 따라 病의 程度에 따라서 相違합니다。 醫師의 指導에 따라서 잘 注意를 하지 않으면 안됩니다。

食事에 對해서는 巷間에서 첫째 榮養을 攝取하도록 勸합니다。 勿論 榮養이 重要하지만 그 때문에 脂肪類나 蛋白質만을 取하는 사람이 있읍니다。 脂肪類를 過食하면 胃腸이 좋지 않는 분은 한層 惡化됩니다。 蛋白質을 取하기 위하여 肉食만 하면 오히려 「가리애쓰」의 膿이 增加할 수도 있읍니다。

其他 刺戟性食品은 腎臟結核에는 나쁩니다。이와 같은 境遇에도 蛋白質은 되도록이면 白身의 小魚에서 取하고 野菜나 海草를 많이먹고 一般的인 病養生의 注意를 지키는 것이 좋다고 生覺합니다。

虛弱兒童

한마디로 虛弱兒童이라고 하여도 그의 型이 여러지가 있읍니다。病質이라는 型은 感氣에 잘 걸리고 扁桃腺이나 淋巴腺이 잘 붓고 小兒結核에도 걸리기 쉬운 것입니다。「아래루기」體質이라는 型은 氣管枝喘息小 兒濕疹이나 蕁麻疹「外兒스트로후루스」등을 되풀이 합니다。神經質의 兒孩는 夜泣症夜尿症에 걸리기 쉬울뿐 아니라 小兒自家中毒을 이르키기 쉽습니다。其外 胃弱이 弱하여 恒常下痢하고 있는 兒童등 多種多型입니다。

그렇지만 많은 虛弱兒童은 이의 여러가지 型의 混合型이며 또 虛弱兒童의 型은 分類할 수 있어도 이들아 이들을 健全하게하는 方法은 現代醫學에서는 아갑게도 確實한 것이 없읍니다。

漢方에서는 이와 같은 型에는 거리낌 없이 全體的 狀態를보고 適宜한漢方藥을 服用케 하여 食物에 注意를 하면 虛弱한 兒童도 健全하여 집니다。

虛弱兒童의 實例와 治療

A 年中 感氣나 扁桃腺이 부어서 熱을내는 어린이

問 弱한 兒孩를 가지고 있어 차라리 내 自身이 病들어 있는 便이 좋겠다고 生覺될 程度될 程度로 兒孩때문에 苦痛하고 있읍니다。長男은 健康해졌는데 次男은 年中 感氣만하고 篇桃腺도 붓고 熱을 냅니다。明年엔 國民學校에 入學을 시켜야 되는데 이래서야 어떻게 될지 걱정만 됩니다。

이때까지 百日咳 紅疹、肺炎、「지프테리야」疫痢등 아이들이 하는 모두했읍다。너무 貴하게 키우기 때문에 弱해진다고 周圍의 사람들에게 말을 듣습니다마는。이런 虛弱兒를 健康하게 하는 方法은 없겠읍니까。뜸(灸)을 하면 좋다는 분도 있읍니다마는 불쌍해서 못해보았읍니다。

藥은 좋아해서 어떤 시운것이라도 잘 먹습다。

體質을 改造해서 健康하게하는 漢方藥은 없겠읍니까。 또한 飮食物에 對해서도 指導하여주십시요。

答 나의 兒孩들은 八歲의 長男이나 五歲의 次男 모두 나면서 身體가 弱하여 長男은 國民學校 다닐때까지 次男은 幼稚園에 들어갈 때까지 恒常 感氣로 앓고 熱을 내어 기침하기 始作하면 半달이나 二十日程度는 무슨 짓을 해도 떨어지지 않았읍니다。

感氣에 걸리면 그때마다 桂麻各半湯이나 小青龍湯등을 服用시켰는데 麻黃이든 處方을 먹으니 곧 食欲이 減退되어 平素의 적은 食量이 一屬줄어들게 되었읍니다。그런때는 小柴胡湯을 쓰면 차츰 食欲도 回復되고 熱도 내립니다。또 기침이 나올 때는 頓嗽湯이라는 處方을 쓴

즉 食欲은 줄지 않았읍니다.

그래서 感氣가 없을 때에도 柴胡湯을 먹이도록 했읍니다. 이것을 두아이에게 함께 二年程度繼續시켰드니 요사이는 좀처럼 感氣가 들지 않게 되었읍니다. 또 感氣에 걸려도 熱은 좀처럼 나지 않습니다.

그 아이에게도 小柴胡湯을 一、二年 계속시키면 좋겠읍니다.

B 胃腸이 弱하고 下痢만하는 二歲의 兒孩

問 二歲의 女兒입니다마는 胃腸은 나면서부터 弱하고 下痢만하고 있읍니다. 藥은 쉴새없이 먹였읍니다마는 좀처럼 좋아지지 않습니다. 煎藥이 아니고 먹기좋은 胃腸을 튼튼히 하는 藥이 있으면 먹이고 싶습니다.

答 이 兒孩에게는 蔘苓白朮湯이나 人蔘湯이 좋다고 生覺합니다. 이들 藥은 煎藥입니다마는 마시기 쉬운 藥입니다.

C 血色이 나쁘고 神經質의 兒童 健康하게 살찌게 하는 方法은

問 저의 長男은 이렇다 할 나쁜 곳은 없읍니다마는 血色이 좋지않고 여위어 氣運이 없읍니다. 「튜배루구린」反應은 陰性입니다.

來年은 國民學校를 卒業한다는 것이 十七K程度되는 貧弱한 어린이입니다. 男子다운 線이 굵은 人間을 만드러보고 싶으나 이런 몸으로는 神經質을 면할 수 없다고 生覺이 듭니다.

本人 自身도 健康해보고 싶어서 저가 시키는 것은 잘 順從하고 實行합니다.

榮養劑 비타민등 여러가지를 먹였읍니다마는 期待하는 効果는 나타나지 않습니다.

漢方藥을 먹여보고 싶습니다.

自己 손으로 목 周圍를 만져보면서 淋巴腺이 크다든가 이것이 瘰癧의 始初가 아닌가든가 가슴이 아프니 肺病이 아닌가 등등 일일이 말하는것이 兒童답지 않습니다.

答 나의 從妹의 아기中에 今年三歲가 되는 女兒가 있읍니다. 나면서 虛弱하여 感氣에 잘 걸리고 胃腸탈을 잘내고 게다가 한번 病을 하면 오래끌고 一年十二個月을 病院에 안다니는 때가 없을만치 虛弱한 아기였읍니다. 昨年 겨울부터 봄에 걸쳐 感氣가 낫지 않고 熱과 기침이 三個月동안 계속했기 때문에 그間 每日 가까운 病院에 다니면서 注射를 맞았다 합니다. 最後에 나에게 藥을 注文하기 때문에 小柴胡湯을 投與했는데 二週日間 지나지않고 完治되었읍니다.

그런데 一個月後부터 밤에 잠이 안와서 家族들이 자고 있어도 밤중 한시까지 혼자서 무엇을 하고 있게되고 그 狀態가 一個月程度 繼續했읍니다. 이것은 小兒의 神經症에 依한不眠이라고 生覺했읍니다.

그때 나는 桂枝加龍骨牡蠣湯을 주었읍니다。 그러자 三週日쯤되어서 잠 잘자게 되어 一個月로서 治療를 中止했읍니다마는 異常스러운 일은 그後로부터 몰라볼 程度로 健康해지고 그때까지의 神經質이 全혀 없어지고 말았읍니다。 그後부터 一年동안 한번도 感氣에 걸리지 않았다합니다。

C人의 아기에도 桂枝加竜骨牡蠣湯이 좋겠습니다。

D 恒常 頭痛을 呼訴하는 中學一年生

問 中學一年의 女子입니다。 보기에는 肥大해서 健康해보이나 사람들이 많은 곳이나 自動車를 탈때 氣分이 좋지않고 頭痛이 생긴다고 합니다。 그런때는 때로 嘔吐하는수도 있읍니다。 젊은것이 어깨가 아프다든가 眩氣가 일어난다고 합니다。

다리도 冷해진다고 하고 추위를 많이 탑니다。 工夫를 하면서도 자주 졸음이 온다고 합니다。 또 疲勞하기 쉽다고 합니다。

이러한 아이에게 半夏白朮天麻湯을 먹이면 어떻겠읍니까。

答 二年쯤前 當時十二歲의 虛弱兒를 治療해 본일이 있읍니다。 患者는 男兒이며 나면서부터 身體가 虛弱하여 恒常 腹痛이나 感氣에 잘걸리고 무엇을 타(乘)면 곧 醉해진다 합니다。 第一困難한것은 종종 頭痛이 난다고 하면서 누워버리는 일입니다。

이 兒童은 여위고 腹部는 兩側에 腹直筋이 攣急되어 있었읍니다。 그래서 그와 같은 腹證에 쓰이는 小建中湯을 먹인즉 그날부터 頭痛을 呼訴한 일이없어져 버렸읍니다。 그러나 約半年間服藥을 계속했읍니다。

D人의 兒童에게도 半夏白朮天麻湯이 좋을런지 모릅니다。 이 處方을 쓰는 어린이는 色이 희고 腹部가 較弱無力합니다。 萬一 이 處方이 効果가 없으면 腹部를 살피고 其他의 症狀을 考慮해서 處方을 決定해야 됩니다。 小建中湯으로서 頭痛이 나아진다는 것은 珍貴한 일이니 그와 같이 어려운 境遇에는 專門醫師에게 相談하는것이 좋다고 生覺합니다。

其他의 養生法

어린이를 健全하게 育成하는데는 食物이 가장 重要합니다。 아기가 母親의 胎內에 있을 때의 母親의 食物부터 始作합니다。

食物中에 가장 重要한것은 갈슘입니다。 대채로 먹을수 있는 小魚를 多取하는 것이 좋습니다。

나는 少年時代부터 오래동안 大病을 앓았읍니다。 또 누이동생은 恒常 扁桃腺이 부어서 苦生했읍니다。 父親께서는 小魚들을 購入해오셔서 구워서(炒) 가루로 만들어서 或은 삶아서 저희들에게 먹였읍니다。 나는 漢方治療로서 病이 나은 後는 軍隊에도 갔다왔고 病이라곤 한번도 해본적이 없읍니다。 누이동생도 少女期以後는 病을 하지 않았읍니다。

나는 自身의 어린것들에게도 小魚를 되도록이면 많이 먹이고 있읍니다。 또 먹여서 좋지않는 것은 砂糖이 많이든 菓子입니다。 特히 「초코렡」이나 엿이든 菓子도 害롭습니다。

그 外는 偏食을 없애야 합니다。 그리고 生活을 規則바르게 해야 합니다。 特히 아침엔 일직 일어나고 밤엔 어두워지면 곧 자도록하는 것이 좋습니다。 이點은 科學的으로도 說明할수 있으나 여기에서는 省略합니다。 어린이들이 早起를 귀찮게 生覺하는 父母는 父母로서의 資格이 없다고 生覺합니다。

蓄膿症 慢性鼻炎

副鼻腔炎(蓄膿症)이나 慢性鼻炎은 좀처럼 고치기 힘드는 病입니다。게다가 蓄膿症은 手術을 하여도 一回로서는 根治되기 힘듭니다。大槪 二、三回 手術을 받습니다。數日前에 나에게 治療를 받으려 온 靑年은 蓄膿症으로 六回나 手術을 받고도 根治되지 않았다고 하였읍니다。

蓄膿症이 難治病이라고 하는것은 이 病이 一種의 體質病이기 때문입니다。그렇기 때문에 漢方療法으로서도 一、二個月로서 治癒되지 않습니다。그러나 一、二年 繼續 服藥하면 거의 모든 病人이 고쳐지는 것입니다。그리고 手術한者는 안한 者보다 治療가 늦다는 것입니다。그래서 그러한분은 더욱 根氣있게 服藥을 해야되는 것입니다。

蓄膿症 慢性鼻炎의 實例와 治療法

A 胃腸이 弱하고 頭痛이 나며 푸른 鼻汁이 언제나 흐른다

問 (前略) 저는 慢性의 雜病으로 苦生하는 滿三十一歲의 男子입니다。自覺症狀으로서는

胃의 上部中部가 多少 아프고 또한 가슴이 답답하고 肩凝 足冷 小便數 大便不定 後頭痛 몸이 저림 잘 疲勞하는 症이 있읍니다。 게다가 묽은 鼻汁이 끊임없이 흐르고 눈이 疲勞하고 아프며 血壓이 上昇되기 쉽고 根氣가 없어집니다。 이 症狀은 저가 農林業에 從事할 當時食事와作業에 너무 無理한탓이 아닌가 生覺하며 當時日本에서 第一 추운곳에서 三冬에는 零下三十度까지 氣溫이 下降하기 때문에 생겨진 것이 아닌가 生覺합니다。

어떻게 하든지 고치고 싶어서 先生任께 相談하는 바입니다。

答 이분의 病은 胃가 나쁜것이 主이며 同時에 코가나쁘다고 先覺이 됩니다。 코는 蓄膿症인지 鼻炎인지는 確實히 알수 없오나 나쁘게 되어있는것만은 確實합니다。

漢方藥에서는 半夏瀉心湯이나 半夏白朮天麻湯이 좋겠읍니다。

半夏白朮天麻湯은 胃弱하고 胃의 附近에 振水音이 있고 腹部가 軟弱한 사람으로서 恒常頭痛이 나고 鼻汁이 나올때에 使用하면 胃는 勿論、頭痛이나 코에도 좋습니다。 半夏瀉心湯은 恒常 胃가 부르고 嘔氣가 있고 胸燒나 트림이 있을 때에 使用합니다마는 이분과같은 코의 症狀에도 效果가 있읍니다。

B 코가막혀서 不聞香臭

問 저는 코가 나쁘다고 生覺이된지가 五、六年이됩니다。 現在는 全然 냄새를 맡을수 없읍니다。

봄이되어서 頭痛이나고 耳鳴가 있을때만 病院에 가고 있읍니다만 病名을 肥厚性鼻炎 鼻茸

蓄膿症등 세 가지로 診斷하였읍니다。 一年前부터 新聞에 廣告되는 新藥은 多種服用해 보았으나 別다른 効果도 없고 오히려 코가 더 막히는 感이 나서 現在는 漢方藥店으로부터 購入한 散藥으로서 每日空腹時에 三回式 服用하고 있었읍니다마는 그것도 經濟事情으로 하로 二回로 줄이어 좀더 長期로 繼續할 心算으로 있읍니다。 이렇게 長期로 服用하고 있으면 治癒가 되겠는지요。

단(甘)것 肉類는 좋지않다고 하는데 저는 그것이 特別히 좋아서 단것은 빠짐없이 먹음읍니다。 體重은 六十KG나、 됩니다。 여위고 싶어서 단것은 中止해보려고 努力도합니다마는 뜻대로 안됩니다。 適當한 藥이 있겠읍니까?

答 이분에게는 **四逆散加辛夷川芎**이 좋다고 生覺합니다。 이 處方은 慢性의 鼻疾患으로서 코가 막히고 鼻汁이 흐르며 냄새를 맡을수 없는 者로서 腹部에 胸脇滿이 있고 腹直筋이 固張되어 배에 두個의 막대기(棒)을 세운듯한 腹證을 가진 사람에게 씁니다。

昨年 二十二歲가 되는 蓄膿症이 있는 靑年을 이 處方으로서 治療하여 좋은 結果를 얻었읍니다。 그 靑年은 二年前부터 蓄膿症에 걸려 黃色의 濃한鼻汁을 흘리며 코가 막히고 頭重하며 때때로 頭痛도 생기고 恒常머리가 희황해서 記憶力도 鈍해지고 냄새도 분간 못하였읍니다。 이 處方을 使用한 즉 처음한 때는 鼻汁이 더 많이 흐르며 一個月쯤 지나니 거의 나오지 않게 되고 一個月半쯤 되었을 때는 晝食에 中華料理를 먹었는데 그 냄새가 나서 오래간만에 飮食의 냄새를 맡아보게 되었다고 기뻐했읍니다。 그리고 約三個月服藥을 繼續하고 그後는

中止하였는데 以前과 같은 症狀은 再發하지 않았다고 합니다. 또 治療中에 한번 感氣에 걸렸었는데 그때는 四逆散加辛夷川芎을 服用해도 코가막혀서 숨이 답답하다고 呼訴한 적이 있읍니다. 그래서 그때는 葛根湯加辛川夷芎으로 變更해본 즉 이틀지나서 코가 通하도록 되어서 그 處方을 一週間服用하고 난後 처음 處方으로 還元했읍니다. 葛根湯加辛夷川芎은 鼻炎이나 蓄膿症이 急性으로 왔을때나 여기에서 例를 든바와 같은 境遇 卽感氣로 急히 惡化되었을때에 쓰면 좋습니다.

또 胃腸이 튼튼한분은 이 處方을 오래동안 繼續할 수 있으나 胃腸이 弱한분은 食欲이 減退하는 수가 있어 그런때는 다른 處方으로 變更해야 합니다.

또 이 處方을 쓰는 目標로서 項凛 肩凝등을 呼訴하는 일이 많습니다.

그러나 이들 處方은 安價로서 購入할 수 없읍니다.

그리고 重要한 일은 蓄膿症에도 肥滿症에도 甘物은 좋지 않습니다. 이분처럼 到底히 단것을 中止할수 없다면 차라리 病을 고칠 生覺을 斷念하는 것이 좋겠읍니다.

C 副鼻腔炎이 있고 여드름이 甚한 高校三年의 處女

問 問議하고저 하는 것은 高校三年在學中의 딸의 副鼻腔炎에 對해서 입니다. 身體는 健康하고 便秘症이 있읍니다. 게다가 얼굴에 여드름이 많습니다.

手術을 勸하는 先生도 있읍니다마는 手術을 하면 좋지 않다는 이야기도 있고 해서 어떻게 하면 좋을지 모르겠읍니다. 一個月前부터 蕺草을 煎服시카고 있읍니다.

答 이분에게는 **淸上防風湯加辛夷**가 좋다고 生覺합니다。 이 處方은 여드름도 깨끗해지고 鼻炎이나 蓄膿도 좋아집니다。 萬一 便秘가 甚하면 大黃을 一、二瓦 加하면 좋겠습니다。

蕁麻疹

急性으로 發生한 蕁麻疹은 普通治癒가 빠르나 慢性의 蕁麻疹은 모두 힘드는 것입니다。蕁麻疹의 原因은「아래루기」라고 합니다마는 그 原因에는 素質에 依한 것 食物에 依한것 其外에 肝臟病、腎腸病、胃腸病、婦人科疾患등 그리고 精神 神經의 過勞에서도 생기며 日光의 直射나 虫刺에 依해서도 發生하는 수가 있읍니다。

急性의 境遇가 治癒하기 쉽다는 것은 그 原因을 알수 있는 때가 많기 때문이며 慢性의 境遇는 原因을 모를때가 많기 때문에 한 屬困難한 것입니다。 그러나 急性의 境遇라 할지라도 좀처럼 나아지지 않고 一個月以上이나 苦生하는 수도 있읍니다。

蕁麻疹의 實例와 治療法

A 몸이 따뜻해지면 全身이 가려워지는 四十二歲의 主婦

問 저는 四十二歲의 主婦입니다。 六七年 前부터 몸이 따뜻해질 때 또는 갑작이 추워질 때 例를 들면 겨울에 따뜻한 房에 있다가 밖으로 나갔을 때 就寢時에 이불속에 들어가 몸이 따

듯해 지면 最初 몸의 軟한 部分 腹臀部 上膊의 內側 大腿部등에 甚하지는 않으나 바늘끝으로 찌르는 듯한 가려운 異常한 感이 생겨서 그것을 손가락으로 긁으면 그 자리가 붉게되고 多少붓습니다。

醫師에게 問議해 본즉 特異體質이기 때문에 할수 없다고 하기에 이렇다할 治療도 해 주지 않습니다。

五年쯤前에 偏桃腺이 부어서 內科의 先生을 찾아갔을 때 그 이야기를 한즉 그것은 蕁痲疹이아니고 神經의 病이기 때문에 暫時服藥을 繼續하라하기에 三個月程度 계속해서 全治한 일이있읍니다。 그런데 昨年末부터 또 再發하였기 때문에 前의 先生에게서 治療를 받고 있읍니다마는 이번에는 全혀 効果가 없읍니다。

무슨 좋은 治療法이 없겠읍니까? 저는 잠이 얕으며 熟睡를 取하지 못한 翌朝는 頭痛이나고 몸이 고단하기 때문에 「래스타민」을 服用하고자면 잠이 잘오고 翌日에도 氣分이 좋습니다마는 長服을 하면 몸에 支障이 없을까 念慮됩니다。

答 慢性의 蕁痲疹에 가장 많이 쓰이는 것은 **十味敗**毒散과 消風湯입니다。 그리고 **十味敗**毒湯은 크게 붉게 붓고 가려운 것에 잘 듣습니다。

그러나、蕁痲疹의 治療는 그 病人의 體質을 잘 生覺하고 他의 症狀을 考慮하여 合當한 藥을 쓰지 않으면 効果가 없읍니다。

五、六年前에 나는 三十歲쯤되는 婦人의 二、三年된 蕁痲疹을 十味敗毒湯을 주어서 半月

以內에 完治한 일이있읍니다. 그러자 다음에는 그의 主人이라하는 사람이 亦是 慢性蕁麻疹으로 治療를 받으러 왔읍니다. 그때에도 十味敗毒湯을 주었는데 一個月服用해도 治癒되지 않아서 그분은 服藥을 中止해 버렸읍니다. 이분은 아직도 蕁麻疹으로서 苦生하고 있다 합니다.

그것은 藥이 맞지 않았든지 治療期間이 짧았는지는 모르겠읍니다마는 處方이 맞지 않았으면 다시 診察해서 다른 處方을 硏究해 使用해야 되고 治療期間은 같은 病이라 하드라도 사람에 따라서 빨리 나아지는 수도 있고 같은 藥을 오래도록 服用해서 비로소 좋아지는 분도 있읍니다.

그런데 A人은 內科의 先生이 말한 거와 같이 神經性의 皮膚搔痒症같습니다. 或은 蕁麻疹인지도 모르겠으나 相當히 神經質이 되어 있는 것은 確實합니다. 그와 같은 婦人에는 加味逍遙散合四物湯이 잘듣을 때가 있읍니다.

B 生멸치의 膾를 먹고 蕁麻疹이 생긴 三歲九個月의 男兒

問 滿三歲九個月의 男兒입니다. 去年 七月頃 멸치의 膾를 먹여서부터라고 生覺합니다(그때 肉類도 먹었기 때문에 確實히 멸치때문이라고는 할수 없읍니다) 發見하기는 一週日쯤지나서 처음엔 가렵고 벼룩이가 파먹은 자리같이 붉거졌는데 그것이 한 곳에 뭉쳐서 直徑二糎부터 四糎程度가 되어 여기저기 꼭같이 되었읍니다.

出處는 腹、背、팔、頭、顔등 어디라고 定해저있지 않습니다. 거의 每日나옵니다.

溫泉에가서 몸이 따뜻해 졌을때 밤중 十二時頃에 깨웠을때、그리고 海魚、油類등을 먹었을 때는 더욱 甚합니다。

油射도 여러가지 맞았읍니다。 藥도 먹이고 漢方藥도 먹였읍니다마는 効果가 없읍니다。

答 急性의 蕁麻疹에는 **葛根湯加石古**가 잘 쓰입니다。

葛根湯加石古는 가려운 症이 甚하고 皮膚에 熱이 있을 境遇에 씁니다。

四、五年前에 이웃에서 五歲의 兒孩가 찾아 왔읍니다。 半달 前부터 蕁麻疹이 생겨 甚히 가렵고 밤에도 잠이 안온다고 합니다。 近處의 病院에서 每日 注射를 맞았으나 조금도 効果가 없다고 합니다。 그래서 葛根湯加石古를 五日分주었읍니다。 그러자 藥을 먹은 다음날부터는 가려운 症이 없어지고 五日後에는 完治되었다 하면서 人事를 받은 일이 있읍니다。

海魚의 中毒에서 생기는 蕁麻疹에는 **香蘇散**이 잘 듣습니다。 但 原因이 確實한 食中毒에는 빨리 나쁜 食物을 體外에 排出시켜야 합니다。 거기에는 **紫圓**이라는 藥이 좋습니다마는 그것은 作用이 劇烈한 藥이기 때문에 醫師의 指導를 받도록 하는 것이 좋습니다。

B人의 어린이는 벌써 慢性化되어 있으니 그런 때에는 十味敗毒湯이나 **小柴胡湯 柴胡淸肝散**등을 오래 계속하면 좋겠읍니다。

C 慢性蕁麻疹으로서 每日午後가되면 가려운 三十八歲의 男子

問 慢性蕁麻疹으로 長年苦生하고 있읍니다。 治療를 받아도 점점 甚해 집니다。

大概 每日午後부터 저녁이되면 腰、大腿、內側、足、首手頸項部등에 붉고 작은 斑點이 나타나 가렵워지고 그것이 차츰 擴大되어 皮膚全體에 번지면 가려워서 못견답니다。 그러나 翌朝에는 깨끗이 없어집니다。

食物에 무슨 原因이 없는가 싶어 注意하고 있읍니다마는 잘 알수 없읍니다。 蕁麻疹以外에 隨時로 頭痛이 있고 그 外는 아무것도 없읍니다。 저는 三十八歲의 男子입니다。

答 이분에게도 十味敗毒湯이 좋겠읍니다。 그러나 다음과 같은 境遇는 各各 다른 處方을 使用하여야 합니다。

肥大하고 腹部가 膨滿하며 便秘症이 있고 發疹이 크고 붉으며 潤澤이 있는것은 **防風通聖散**를 씁니다。 그때 上腹部가 特히 脹硬하고 肝臟의 機能이 나쁜 사람에게는 **大柴胡湯合茵蔯蒿湯**을 씁니다。

여위고 顏色이 蒼白하고 冷症으로 下痢의 傾向이 있고 發疹은 그다지 크지 않고 氣運이 없는 사람에는 **眞武湯**을 씁니다。

月經不順이나 月經困難이 있고 子宮이나 卵巢에 異常이 있는 婦人에는 **桂枝茯苓丸**이나 **桃核承氣湯**이 쓰입니다。

其他의 養生法

蕁麻疹에 있어서 重要한것은 食事에 있읍니다。 肉食、鷄卵、오래된 海魚등은 蕁麻疹을 誘

發하기 때문에 避하지 않으면 안됩니다。

食事는 野菜 海草 小魚를 取하는 것이 좋습니다。

濕疹

濕疹은 매우 흔한 病으로서 皮膚病의 約 三〇%나 된다고 합니다。

그 症狀은 皮膚가 붉어지고 突起가 생기고 水泡나 膿疱가 생겨 滲出液과 膿이 흐르며 막지가 앉든지 가려운 症이 납니다。 또 急性濕疹에는 特히 붉은 色이 짙고 가려운 症이 極甚하나 慢性濕疹에는 皮膚가 厚硬해지고 龜裂이 생기며 皮膚의 色이 暗褐色이되고 겉이 더러워집니다。

濕疹의 原因은 體質(素質)에서 오는 境遇가 많고 糖尿病、胃腸病、肝臟病、婦人科疾患등의 病에서 發生하는 수도 있읍니다。 또 直接的原因으로서는 皮膚를 摩擦하든지 甚하게 긁(搔)든지 日光의 直射 强한 藥을 皮膚에 바르든지 或은 옻(漆) 銀杏의 열매등에서 發生하게 됩니다。

濕疹의 實例와 治療法

A 體質의 탓인지 全身이 가려운 六歲와 三歲의 兒孩

問 서의 집에는 두 아이가 함께 全身에 濕疹이 생겨서 나아지지 않습니다。 長男은 六歲

長女는 三歲입니다。藥은 바르고 있으나 조금도 効果없고 아이들이기 때문에 가려우면 파가 날 程度로 긁어버립니다。

病院의 先生任은 體質關係때문이니 內部를 治療를해야 된다고 합니다。좋은藥이 없겠는지요。

저도 어렸을때는 자주 가려운것이 생겨서 苦生했으나 지금은 괜찮습니다。多少喘息의 氣味는 있읍니다。喘息과 濕疹은 關係가 깊으다고 들었읍니다마는 이 兒孩들도 成人이 되면 喘息이 되는 것입니까?

이렸을 때 모두 고쳐주고 싶습니다。食事에 對한 注意도 가르쳐 주십시요。

答 濕疹은 初期에는 十味敗毒湯이 좋습니다。多少慢性이 되어서 發疹에서 汁이 생기든지 딱지가 생기든지하면 消風散을 쓰게되면 가려운 症이 없어지고 皮膚가 乾燥해지고 自然治癒됩니다。

兒孩들의 濕疹에는 大芎黃湯이 잘듣습니다。濕疹이 생기는 兒孩는 滲出性體質이라고 하여 虛弱兒의 一種입니다。

A人의 어린이는 以上의 消風散이나 大芎黃湯이 좋다고 生覺됩니다。또大芎黃湯이 効果없는 幼兒는 六馬忍麴湯이 잘 듣습니다。

六馬忍麴湯은 幼兒가 頭部나身體에 繼續하여 發疹이 나서 두터운 딱지가 생기는 脂獙性濕疹의 境遇에 씁니다。

그리고 濕疹과 喘息과는 깊은 關係가 있는 病이며 한쪽이 좋아지면 다른쪽은 惡化되는 境遇도 생깁니다。 그러나 兩쪽이 同時에 惡化되는 일은 드뭅니다。

B 小學校卒業頃부터 濕疹으로 苦生하는 十七歲의 長女 月經도 不順

問 저의 長女는 十七歲이며 幼少時부터 皮膚가 弱하여 무엇이 자주 생기고 國民學校를 卒業할때부터 頸、手、足에 濕疹이 생기게 되고 그것이 차츰惡化되어 顔、腰、腹 등에 擴張하여 틈만있으면 긁고 있읍니다。

患部는 닦지가 앉고 그것을 無理하게 떼면 汁이 흐르고 때로는 피도 납니다。

身體는 健康하며 色은 검고 便秘症이며 게다가 月經不順으로 때때로 없을때도 있읍니다。

○○病院의 皮膚科에서 治療를 받고 있읍니다。 塗藥과 注射가 主이며 여러가지 方法으로 하고 있으나 좀처럼 好轉되지 않습니다。

牛肉이나 油物을 좋아하나 그것을 먹으면 特히 惡化됩니다。 沐浴도 할수 없고 長成한 處女이기에 빨리 고쳐주고 싶습니다。

漢方의 煎藥으로서 濕疹에 効果가 있다고 들었읍니다。 이와 같은 慢性의 것에도 잘 듣는지요?

答 이분은 月經不順이라하니 桂枝茯苓丸이나 桃核承氣湯이 좋다고 生覺합니다。 이 區別은 甚히上氣하여 便秘症이 있으면 桃核承氣湯이 좋겠읍니다。

萬一 上腹部가 膨脹하고 肋骨의 直下가 硬脹하여 눌리면 壓痛이 있는 境遇는 胸脇苦滿이나 大柴胡湯을 合方하면 좋겠읍니다。

濕疹에는 그 以外에도 많은 處方이 쓰여지고 있읍니다。 當歸飮子는 皮膚가 乾燥해서 發疹이 작을 때 쓰고 老人의 濕疹에도 잘 듣습니다。

以上의 處方은 잘 쓰이는 것이다 이 外에도 많으며 實際의 境遇 이以外의 處方을 써야 될 境遇도 많습니다。

또 慢性의 境遇는 服藥을 오래동안 繼續해야 됩니다。

四、五年前에 十八歲의 男子가 顏部에 濕疹이 發生하여 半年이나 가까운 病院에서 每日注射를 맞고 있었으나 効果가 없다 하면서 찾아왔읍니다。 發疹은 눈의 周圍、입의 周圍등 여기저기에 發赤하여 甚히 가렵다는 것입니다。 그리고 甚할 때는 그것이 한데 뭉쳐서 물이 흐른다합니다。

이 患者에 消風散을 投與했으나 三個月이 지나도 조금도 効果가 없었읍니다。

이 患者는 輕度의 胸脇苦滿이 있고、 또한 兩側의 腹直筋이 攣急해서 腹部에 두個의 막대기를 세운듯 하였읍니다。 이것은 四逆散의 腹症입니다。 그래서 四逆散과 四物湯의 合方으로 變更하였읍니다。 그러자 症狀은 急速度로 좋아졌읍니다。 그러나 때때로 再發할 때가 있었읍니다。 그렇지만 이 患者는 매우 根氣가 좋은 靑年으로서 約二年間服藥을 계속하여 病은 全快되었읍니다。

또 當歸飮子는 老人에 쓸때가 많다고 하였읍니다마는 一年前에 二十歲의 大學生에 使用해서 퍽 좋아진 例도 있었으며 그 患者는 體格이 좋은「스포ー스맨」이었읍니다。

其他의 養生法

濕疹에 나쁜 食物은 蕁麻疹의 境遇와 같이 牛肉、豚肉、赤身의 海魚가 가장 좋지 않습니다。또한 砂糖을 많이 쓴 食物도 좋지 않습니다。

또 便秘가 되는것도 좋지 않기 때문에 生野菜를 常食해서 便通을 고르게 하는것이 좋겠읍니다。

痔疾患

痔疾이라 하는 것도 여러가지 種類가 있읍니다。痔核에는 內痔核과 外痔核이 있읍니다。痔瘺는 結核性의 것이 많다고 합니다。肛圍膿痕이라하는 것은 肛門의 周圍가 붓고 아프(腫痛)며 그 部分이 痰症、化膿을 이르키는 것입니다。脫肛은 肛門의 脫出하는 病으로 肛門의 括約筋이 弱하기 때문에 생깁니다。

痔疾은 一般的으로 手術을 해야 된다고 生覺하고 있으나 漢方療法으로 治癒되는 境遇도 적지 않습니다。

痔疾患의 實例와 治療法

A 痔疾로서 排便時 痛症이 있고 少量出血한다

問 저는 昨年 여름부터 痔疾로서 苦生하고 있으며 여러가지 買藥으로서 約一個月後에는 止痛은 되었으나 今年一月부터 再發하여 每日괴로운 날을 보내고 있읍니다。

現在의 症狀은 排便時에 激痛이 있읍니다。出血은 少量입니다。便意와 같은 感이 언제나 있읍니다。 痔疾의 漢方療法을 가르쳐 주십시요.

答 이분은 內痔核이 있는 것이 아닌가 生覺됩니다。 그와 같을 때 芎歸膠艾湯이나 乙字湯이 좋습니다。

芎歸膠艾湯은 痔의 痛症이나 出血이 있는 境遇에 于先 使用하는 處方입니다。

그러나 芎歸膠艾湯에는 地黃이 들어있기 때문에 胃腸의 弱한분은 그것을 服用하면 食欲이 減退되는 수가 있읍니다。 그러한 분에게는 乙字湯을 쓰면 좋겠읍니다。

또 痔의 痛症이 甚할때에는 麻杏甘石湯이 잘 듣습니다。

B 肛門의 近方에 작은 구멍이 생겨 膿이 나오고 脫肛도 된다

問 저는 젊을때 부터 겨울이 되면 足冷하여 지고 身體는 普通사람보다 차운 便입니다。 그러나 年末부터 突然히 肛門의 周圍가 붓(腫)고 痛症은 極甚하여 말못할 程度였읍니다。 外科醫에가서 切斷하는 것이 좋다고 勸하기는 하나 切斷時의 痛症이 甚하다하기에 그냥 두었더니 부운(腫)곳에 開口되어 膿이 나오게 되었읍니다。 그리고부터는 痛症은 점점 없어지고 膿이 나온 구멍(穴)도 막혀서 八、九割은 좋아졌읍니다。

그러나 그後에도 肛門의 가에 작은 구멍이 나서 거기에서 膿이 비치기 때문에 步行하기가 困難합니다。

게다가 一里程度걸었(步)다 하면 三、四回 脫肛하여 그때마다 눌려야 합니다。 저는 原因이 胃腸關係가 아닌가 싶습니다만 食量을 減하면 多少 脫肛이 좋아집니다。

무슨 좋은 藥이 없겠는지요?

答 이분은 아마 肛圍膿痕이되어 그뒤에 痔漏와 脫肛이 생겼을 것입니다。

肛圍膿痕에는 **大黃牡丹皮湯**이나 **內托散**등이 좋습니다。

大黃牡丹皮湯은 煎症이 極甚하고 發熱하며 出血할 때에 使用합니다。 內託散은 化膿되었을 때 排膿과 膿의 消散을 促進시킵니다。

痔瘻에는 內託散을 계속하든지 거기에 **桂枝茯苓丸**을 合方하면 좋겠읍니다。

그런데 지금 이분은 痔漏와 脫肛으로서 苦生하고 있으니 現在는 **歸耆建中湯**이 좋다고 生覺됩니다。

또 痔가 아파서 견딜 수 없을 때는 甘草의 煎液으로 患部를 湯濕布하면 一時的으로 止痛됩니다。

約六個月前에 中年의 男子가 찾아와서 「痔疾이 아파서 견딜수가 없으니 切斷해서 排膿해달라」고 하기에 甘草를煎하여 溫濕布를 한즉 五分程度로서 막혀있든 外痔漏의 구멍이 열리어 膿이 排出되고 痛症도 가벼워 졌읍니다。

나는 그때 「매스」로 排膿하는 것은 簡單하지만 뒤에 創口의 處置가 困難하다고 生覺하여 그와같은 治療를 加했든 것입니다。

痔疾의 治療에 手術치 않고 治療한다 하면서 注射나 塗藥을 使用하는 方法이 있읍니다。世人들은 手術이 아프다하면서 그와 같은 治療를 받은분이 많습니다。그러나 그와같은 治療에 쓰이는 藥속에는 砒素나 巴豆가 들어있는 것이 많습니다。그 方法은 患部를 壞死시켜비리는 것인데 옛날부터 使用해 왔으나 手術를 받기보다 훨씬 아픈것 같습니다。現在는 手術하면 잘듣는 局部痲醉藥이 있어서 그다지 痛症이 없다고 합니다。無理하게 그와 같은 方法을 取할 必要가 없다고 나는 生覺합니다。

漢方藥을 服用하고 있으면 手術을 받는 境遇라할지라도 治癒가 速합니다。나의 義弟는 어느 公社에 勤務하고 있는데 三年前에 갑작스리 痔核이 아파서 그 公社의 病院에서 診察을 받았읍니다。그러니 곧 手術을 받아야 된다기에 一週後에 入院해서 手術을 받았읍니다。그때에 入院前부터 芎歸膠艾湯을 먹이고 入院中에도 繼續服用시킨즉 手術의 創口가 매우 빨리 나아서 醫師들도 놀랬다합니다。그리고 거의 같이 手術을 받은 다른 사람들은 아직 痛症이 甚했다하는데 義弟는 二週間으로서 傷處가 完治되어 退院했읍니다。

痔疾患에 나쁜 食物

痔疾患에는 刺戟性이 있는 食物은 무엇보는 害롭습니다。가래、芥子、고추가루 등은 痛症을 增加시킵니다。

또 肉食을 偏食하든지 甘味類를 過食하면 便秘가 잘 됩니다。 便秘하여 大便이 굳어지면 排便時에 痛症出血을 招來하는 수가 있으니 그와같은 食物은 多取하는 것이 좋지 않습니다。 酒類도 害롭습니다。

感氣의 漢方療法

感氣는 퍽 흔한 病입니다마는 그 原因은 아직도 確實히 알수 없읍니다。但「인프랜자」(流感)만은「바이러스」에 依한 病인줄、判明하였읍니다。

그러나 普通의 感氣에도「바이러스」原因說이 有力합니다마는 現在의 位置에선「바이러스」에 對한 特效藥이 없읍니다。또 流感의「豫防왁찐」이라 할지라도 어떤型의 「바이러스」에도 效果있는것은 아직 없읍니다。

그리고 感氣의 治療藥이라하면「피린劑」등의 解熱劑나 二次感染을 防止하기 爲한 抗生物質「설파劑」以外에는 없읍니다。

이와 같은 實情으로서 感氣의 根本的인 療法이란 것이 없읍니다。 그러나 그와 같은 藥은 大槪 副作用이 있어서 熱은 下降하여도 胃腸이 惡化되든지「피린疹」이라하는 發疹이 생길 때도 있읍니다。

感氣의 根本的 治療法은 漢方療法으로서 可能합니다。漢方藥을 能熟하게 잘 쓰면 病도 氣分좋게 治療되고 副作用도 全혀 없읍니다。

世間에는 漢方藥은 長期服用을 하지 않으면 效果가 없다고 生覺하는 사람이 있읍니다마는 우리의 經驗으로서는 流行性感氣라 할지라도 注射보다는 漢方療法이 훨씬 效果가 좋습니다。

그리고 이 感氣의 漢方療法은 實은 急性病의 漢方治療의 基本이 되는 것이어서 매우 應用範圍가 넓으며 重要합니다。

感氣의 始初에

感氣의 始初의 症狀은 頭痛、惡寒、發熱등이 생깁니다。 그때는 體質과 其他의 症狀의 相違에 따라서 다음과 같은 處方을 씁니다。

葛根湯 이 處方은 感氣에 第一 흔하게 使用되는 것입니다。 體質은 平素普通以上으로 너무虛弱하지 않고 頸部背部가 凛하는 境遇에 씁니다。

麻黃湯 이 處方은 平素健健康하고 體格이 좋은 사람이 갑작이 高熱이 나와서 全身의 關節이나 腰部가 아프며 기침이 甚하게 나올때 씁니다。 그때의 기침은 喘鳴이 섞인 기침입니다。

葛根湯이나 麻黃湯을 服用하면 조금지나면 땀이나서 下熱합니다。 또 때로는 땀이 나오지 않고 小便이 잘나와서 下熱되는 수도 있읍니다。

桂枝湯 感氣의 始初에 頭痛、惡寒、發熱등이 있을때 씁니다。 平素부터 體質이 虛弱하여 自然땀이 나기 쉬운듯한 사람에 씁니다。

桂枝加葛根湯 桂枝湯을 쓰고 싶을 사람으로 頸背部가 凝할 때에 씁니다。

香蘇散 胃腸이 虛弱하여 곧 食欲이 없어지든지 下痢하든지 하는분은 麻黃이든 葛根湯이

나 麻黃을 服用하면 胃腸이 나빠집니다。 그와 같은 사람은 感氣의 初期에 이 處方을 쓰면 가볍게 發汗하여 治癒됩니다。

以上의 藥은 뜨거운 것을 입으로 불면서 마시고 그뒤에 이불을 덮어쓰고 자면 第一 効力이 좋습니다。

感氣가 多少 오래되었을 때

感氣에 걸려서 直時適當한 治療를 하면 二、三日로서 完治되는데 그것을 輕視하고 放置해 두든지 좀 無理를 하든지하면 좀처럼 治癒가 안되는 境遇가 있읍니다。

그러저럭하여 一週間以上 經過되면 熱은 그다지 나지않고 나와도 아침 저녁에는 平熱이나 저녁때가 되면 熱이 오르게 됩니다。 그때는 食欲이 없어지고 口中이 써(苦)고 혀(舌)에는 白苔가 생깁니다。 또 甚할 때는 嘔氣 或은 嘔吐가 생깁니다。

이 時期는 病이 차츰 內臟으로 侵犯하여 胃腸이 나빠진 까닭입니다。 이와 같이 되었을 때는 前述한 處方을 쓸수 없읍니다。 그래서 다음과 같은 處方을 쓰면 좋습니다。

小柴胡湯 平素 身體가 健康한 사람이 感氣가 오래되어 前述한 症狀을 나타내고 或은 기침이 나올 때에 씁니다。

柴胡桂枝乾姜湯 平素부터 虛弱한 사람이나 體力이 衰弱한 사람은 疲勞하기 쉽고 盜汗이 잘 흐릅니다。 그리고 頭部나 顏部에 땀이 많이 흐릅니다。 그와 같은 분의 오래된 感氣에 이 處方을 씁니다。

柴胡桂枝湯 流感에 걸려서 高熱이 났을때 곧 抗生物質을 服用하면 多少下熱되나 오히려 嘔氣가 생기는 수가 있읍니다。이와 같이 아직 熱은높고 惡寒은 있는데 嘔氣가 나고 食欲이 感退하는 境遇에 이 處方을 씁니다。

特別한 症狀의 境遇

素人이 取扱할 수 있는 漢方療法은 以上의 程度입니다。 그러나 感氣라하는 病의 型은 千差萬別하여 여러가지 境遇가 있읍니다。

그와같은 境遇에도 漢方療法은 各其 適確한 治療法이 있어 그의 一、二例를 參考로 들겠읍니다。

麥門冬湯 熱은 없어졌으나 痰이목에 붙어서 떨어지지 않고 기침이 甚하게 나오는 때가 있읍니다。 기침은 痰이 떨어지면 一時中止됩니다。 또 嗄聲이 되어 좀처럼 나아지지 않습니다。 그러한때 이 處方을 씁니다。

眞武湯 平素 身體가 虛弱한 사람이나 老人등은 언제나 惡寒이나고 熱은 있어도 조금도 더워지지 않고 오히려 蒼白한 얼굴을 하여 元氣가 없으며 全身이 고단하여 잠만자는 일이 있읍니다。 이와같을 때는 一見하여 그다지 重病으로 보이지 않으나 자칫하면 最惡의 狀態로 빠지게 됩니다。 이와 같은분에 이 處方을 씁니다。 나는 이 眞武湯을 使用하여 [illegible] 境遇에 빠져있는 肺炎患者를 數名이나 救했읍니다。

桂姜草棗黃辛附湯 熱은 크게 없는데 惡寒만하고 鼻水를 흘리고 있을때가 있읍니다。 그와

같을 때는 大槪 平素부터 弱하고 冷性의 사람에 많습니다。 그와 같은 境遇에 이 處方을 쓰면 참으로 氣分좋게 病이 治癒됩니다。 그러나 이 處方에는 附子가 들어가기 때문에 注意하여야 합니다。

處方集 | 日常生活에서 가장 많이 使用되는 藥

이 책의 答欄에 나와있는 處方의 內容과 分量등을 다음에 記錄하여 둡니다。 이 處方은 數많은 漢方處方中에서 特히 應用範圍가 넓고 또한 한가지로서 여러가지 疾病에 使用되여 日常 자주 쓰이는 것뿐입니다。

이 處方의 分量은 大人의 一日量으로서 單位는「그램」입니다 그러나 病의 輕重 藥의 品質의 良否에 依하여 分量의 加減은 必要하게 됩니다。

小兒의 量은 初生兒는 大人의 四分의一量、乳兒는 大人의 三分의一、幼兒는 二分의一 學童과 中學生은 三分의二 程度를 基準하여 그들의 生長의 狀態를 보아서 加減합니다。 그때에 煎하는 水量도 比例하여 줄입니다。

그리고 ○○丸 ○○散이라고 이름이 붙은 處方도 모두 煎藥으로 하는 境遇의 分量입니다。 또한 附子라고 하는 藥은 劇藥이기 때문에 그것이 들어 있는 處方은 반다시 醫師의 指示에 依하여 使用하십시요。 生薑이라는 것은 本書에서는 모두 水分이 있는 生薑을 示합니다。 表漢藥房에서 팔고 있는 乾燥한 生薑(乾薑)을 쓸때에는 表示된 分量의 半量을 쓰십시요。

藥方名	藥味	應用病名
安中散	桂枝四·○ 延胡索、牡蠣各三·○ 小茴香一·五 縮砂、甘草、各一·○ 良姜○·五	胃酸過多症、胃潰瘍、十二指腸潰瘍、慢性胃炎、
胃風湯	人蔘、茯苓、川芎、桂枝、當歸、芍藥、白朮、各三·○ 粟四·○	急性下痢、冷腹
茵蔯蒿湯	茵蔯四·○ 梔子三·○ 大黃一·○	黃疸、蕁痲疹、로이로ㅣ제、腎臟炎、肝硬變症、
茵蔯五苓散	茵蔯四·○ 澤瀉六·○ 猪苓、茯苓。白朮、各四·五 桂枝三·○	右同
温經湯	半夏、麥門冬、各四·○ 當歸三·○川芎、芍藥、人蔘、桂枝、阿膠、牡丹皮、生姜、甘草、各二·○ 吳茱萸一·○	不姙症、
黃連解毒湯	黃連、黃栢、各一·五 黃芩三·○ 梔子二·○	胃潰瘍、十二指腸潰瘍、胃炎、高血壓症、不眠症、神經症
華蓋散	麻黃、杏仁、各三·○ 茯苓四·○ 橘皮、桑白皮、生姜、各三·○ 甘草、蘇子、各二·○	感冒、氣管支炎、氣管支喘息、
葛根湯	葛根八·○ 麻黃、生姜、大棗 各四·○ 桂枝芍藥 各三·○ 甘草二·○	感冒、氣管支炎、蓄膿症、中耳炎、蕁麻疹
加味温胆湯	半夏五·○ 竹茹、枳實、茯苓、陳皮 各三·○ 甘	不眠症、神經症

藥方名	藥味	應用病名
	草二·○ 遠志、玄蔘、人蔘、地黃、酸棗仁、大棗、生姜、各二·○	
加味逍遙散	當歸·芍藥、白朮、茯苓、柴胡 各三·○ 甘草一·五 生姜二·○ 薄荷一·○ 牡丹皮、梔子 各二·○	婦人의 血道、月經不順、不姙症
加味逍遙散合四物湯	右의 加味逍遙散에 地黃三·○ 川芎三·○을 加한다	濕疹、皮膚瘙痒症
加味歸脾湯	人蔘、白朮、茯苓、酸棗仁、龍眼肉 各三·○ 黃耆、當歸 各二·○ 遠志、大棗 各一·五 甘草、木香、各一·○ 梔子二·○ 柴胡三·○	不眠症、神經症
七物降下湯	當歸、川芎、芍藥、地黃 各三·○ 黃柏二·○ 黃耆四·○ 釣藤五·○	高血壓症
甘草湯	甘草八·○	胃痙攣
甘草瀉心湯	半夏瀉心湯의 甘草를 一·○ 增加한것	胃炎、下痢
歸耆健中湯	當歸、桂枝、生姜、大棗、各四·○ 芍藥五·○ 甘草、黃耆 各二·○	痔疾悲、化膿症
芎歸膠艾湯	川芎、甘草、艾葉 各三·○、當歸、芍藥 各四·五 地黃六·○、阿膠三·○	諸出血、痔疾患
桂枝加芍藥大黃湯	桂枝、生姜、大棗 各四·○ 甘草二·○ 芍藥六·○ 大黃一·○	便秘
桂枝加龍骨牡蠣湯	桂枝、芍藥、大棗、生姜 各四·○、甘草二·○、龍	不眠症、神經症、小

	骨、牡蠣 各三・○	兒夜尿症
桂枝芍藥知母湯	桂枝、知母、防風、生姜、芍藥、麻黃 各三・○、白朮四・○、甘草一・○、附子○・五	慢性關節 류마치스
桂枝茯苓丸	桂枝、茯苓、桃仁、牡丹皮、芍藥 各四・○	婦人病、月經困難、打撲傷、痔核
啓脾湯	人蔘三・○、白朮、茯苓 各四・○、蓮肉、山藥 各三・○、山查子、陳皮、澤瀉 各二・○、甘草一・○	慢性下痢
吳茱萸湯	吳茱萸三・○、人蔘二・○、大棗、生姜 各四・○	片頭痛、嘔吐
牛車腎氣丸	地黃五・○、山茱萸、山藥、澤瀉、茯苓、牡丹皮、牛膝、車前子 各三・○、桂枝一・○、附子○・五	前立腺肥大、高血壓其他八味丸의 應用과 같음
五淋散	芍藥、梔子 各二・○、茯苓六・○、當歸、甘草、黃芩各三・○	膀胱炎、尿道炎、腎盂炎
五苓散	澤瀉六・○、猪苓、茯苓、白朮四・五、桂枝三・○	胃下垂、胃아토니노 急性胃腸炎、腎炎 이로ー제、常習頭痛
柴胡加龍骨牡蠣湯	柴胡五・○、半夏四・○、茯苓、桂枝 各三・○、黃芩、大棗、生姜、人蔘、龍骨、牡蠣 各二・五、大黃一・○	神經症、不眠症、癲癎、動脈硬化症、腦溢血、心臟弁膜症
柴胡桂枝乾姜湯	柴胡六・○、桂枝、瓜呂根、黃芩、諸熱、牡蠣 各三・○、乾姜、甘草 各二・○	諸熱、性病、肺炎、氣管支炎、肋膜炎、肺結核、腹膜炎、神經症、不眠症

藥方名	藥味	應用病名
三黃瀉心湯	大黃、黃芩、黃連 各三・〇	胃炎、高血壓症、動脈硬化症、血道神經症、精神病
滋陰至寶湯	當歸、芍藥、白朮、茯苓、陳皮、知母、香附子、地骨皮、麥門冬 各三・〇、貝母二・〇、薄荷、柴胡、甘草 各一・〇	肺結核、氣管支擴張症
柴雲膏	麻油一〇〇〇・〇、當歸、柴根 各一〇〇・〇、黃蠟三八〇・〇、豚脂二五・〇	火傷、外傷、痔
四君子湯	人蔘、白朮、茯苓 各四・〇、甘草、生姜、大棗 各一・五	胃아토니、胃下垂、慢性腹膜炎、食欲不振
四物湯合猪苓湯	當歸、川芎、芍藥、地黃 各四・〇、猪苓、茯苓、滑石、澤瀉、阿膠 各三・〇	膀胱炎、腎盂炎
炙甘草湯	炙甘草、生姜、桂枝、麻子仁、大棗、人蔘 各三・〇 生地黃、麥門冬 各六・〇、阿膠二・〇	心臟病、바세도氏病 肺結核、
芍藥甘草湯	芍藥、甘草 各三・〇	四肢의 筋痛、腎石、胆石、胃痙攣
瀉心湯	三黃瀉心湯과 同一함	
十全大補湯	人蔘、黃耆 各二・五、白朮、當歸、茯苓、地黃 各三・五、川芎、芍藥、桂枝 各三・〇、甘草一・〇	諸種의 衰弱、痔瘻、脚肚 가리애쓰、瘰癧

十味敗毒散	柴胡、桔梗、川芎、樸樕、茯苓、生姜 各二·〇、防風、獨活 各一·五、荊芥、甘草 各一·〇	蕁麻疹、후룬켈、간풀켄
朱砂安心丸	黃連六·〇、辰砂五·〇、地黃、甘草 各三·〇、當歸二·五、以上糊丸 一回量 二·〇、구람씩 就寢前에 服用한다。	不眠症
潤燥湯	桃仁、升麻、麻子仁、當歸、地黃、甘草 各三·〇 紅花二·〇、大黃一·〇	便秘
小建中湯	桂枝、生姜、大棗 各四·〇、芍藥 六·〇、甘草二·〇、右藥煎後에 去滓하여 膠飴를 넣어서 再火	虛弱兒童、夜尿症、慢性腹膜炎、腹痛、神經衰弱、乳兒의해무니야
生姜瀉心湯	半夏瀉心湯의 乾姜을 半分으로 減하고 生姜二·〇그람을 加한것	胃酸過多症、胃炎、胃潰瘍
小柴胡湯	柴胡七·〇、半夏五·〇、生姜四·〇、黃芩、大棗、人蔘 各三·〇、甘草二·〇	感冒、氣管支炎、肺炎、肋膜炎、肺結核、諸種의 熱性病、腹膜炎、胃腸카다루、瘰癧 耳下腺炎
小柴胡湯合半夏厚朴湯	柴胡七·〇、半夏五·〇、生姜四·〇、黃芩、大棗、人蔘 各三·〇、甘草二·〇、茯苓五·〇 厚朴三·〇 蘇葉二·〇	氣管支喘息
小靑龍湯	麻黃、芍藥、乾姜、甘草、桂枝、細辛、五味子 各	氣管支炎、肋膜炎、

藥方名	藥味	應用病名
	三・〇、半夏六・〇	肺炎、氣管支喘息、關節炎
小半夏加茯苓湯	半夏、生姜 各六・〇、茯苓 五・〇	妊娠惡阻、嘔吐
消風散	當歸、地黃 各三・〇、防風二・〇、蟬退一・〇、知母一・五、苦蔘一・〇、胡麻一・五、荆芥一・〇、蒼朮、牛蒡子 各二・〇、石古三・〇、木通二・〇、甘草一・〇	濕疹、皮膚瘙痒症
神效湯	木香、吳茱萸、小茴香、延胡索、益智、蒼朮、香附子 當歸、烏藥、梔子 各三・〇、縮砂二・〇 甘草一・〇 生姜三・〇、燈心草二・〇	氣管支炎、氣管支喘息
眞武湯	茯苓五・〇、芍藥、生姜、白朮 各三・〇、附子〇・五	胃腸虛弱症、慢性腸가다루、腸結核、肺炎、慢性腎炎
蔘苓白風散	人蔘三・〇、白朮、茯苓 各四・〇、山藥、扁豆、蓮肉 各三・〇、桔梗二・五、薏苡仁八・〇、縮砂二・〇 甘草一・五	慢性腸 가다루、腸結核、小兒消化不良
清山防風湯	荆芩、黃連、薄荷 各一・〇、梔子二・〇、枳實、甘草 各一・五、川芎、黃芩、連翹、白芷、桔梗、防風 各二・五	여드름、酒皶鼻、頭部顏面濕疹

川芎茶調散	川芎三・〇、荊芥、薄荷、羌活、白芷、防風 各二・〇 香附子四・〇、甘草、茶一・五	常習性頭痛
錢氏白朮散	人蔘三・〇、白朮、茯苓、葛根 各四・〇、藿香、木香、甘草 各一・〇	小兒消化不良、腸가다루 感冒性吐瀉症
疎經活血湯	當歸、地黃、蒼朮、川芎、桃仁、茯苓、各二・〇、芍藥二・五、牛膝、威靈仙、防已、羌活、防風、龍胆、生姜、陳皮 各一・五、白芷、甘草 各一・〇	腦溢血後의 半身不隨
蘇子降氣湯	蘇子三・〇、半夏四・〇、陳皮、厚朴、前胡、桂枝、當歸 各二・五、大棗、生姜 各一・五、甘草一・〇	氣管支喘息 氣管支炎
大黃附子湯	大黃一・〇、附子〇・五、細辛二・〇	胃痙攣、胆石發作、腎石發作
大芎黃湯	忍冬、防風、川芎三・〇、荊芥、紅花、大黃 各二・〇、連翹、白朮 各四・〇、甘草一・五	小兒濕疹 頭部瘡
大柴胡湯	柴胡六・〇、半夏、生姜 各四・〇、黃芩、芍藥、大棗 各三・〇、枳實二・〇、大黃一・〇~三・〇	小柴胡湯에 準하는 外에 下痢、胆石、黃疸、高血壓症、腦溢血
大柴胡湯合半夏厚朴湯	柴胡、半夏 各六・〇、生姜四・〇、黃芩、芍藥、大棗、厚朴 各三・〇、枳實、蘇葉二・〇、大黃一・〇~三・〇、茯苓五・〇	氣管支喘息
大柴胡、加地黃	柴胡六・〇、半夏、生姜 各四・〇、黃芩、芍藥、大	慢性腎炎、糖尿病、

藥方名	藥 味	應用病名
	棗各三·〇、枳實二·〇、大黃一·〇、地黃六·〇	高血壓症、動脈硬化症
大防風湯	當歸、芍藥、地黃、黃耆、防風、杜冲、白朮各三·〇、川芎二·〇、人蔘、羌活、牛膝、甘草、生姜、大棗各一·五、附子〇·五	神經痛、關節류ー마치스
釣藤散	釣藤、橘皮、半夏、麥門冬、茯苓各三·〇、人蔘、菊花、防風各二·〇、石古五·〇、甘草、生姜一·〇	頭痛、高血壓症、神經症、動脈硬化症
猪苓湯	猪苓、茯苓、滑石、澤瀉、阿膠各三·〇	膀胱炎、腎炎、腎盂炎
桃核承氣湯	桃仁五·〇、桂枝四·〇、芒硝、大黃各二·〇、甘草一·五	月經困難症、月經不順、諸種出血、婦人病、骨盤腹膜炎、會陰部打撲
當歸飮子	當歸五·〇、芍藥、川芎、蒺梨子、防風各三·〇、地黃四·〇、何首烏二·〇、荆芥、黃耆各一·五、甘草一·〇	濕疹、皮膚搔痒症
當歸建中湯	當歸、桂枝、生姜、大棗各四·〇、芍藥五·〇、甘草二·〇	婦人下腹痛、月經困難症、腰痛、慢性腹膜炎
當歸四逆加吳茱萸生姜湯	當歸、桂枝、芍藥、木通各三·〇、細辛、甘草各二·〇、大棗五·〇、吳茱萸二·〇、生姜四·〇	凍傷、坐骨神經痛、子宮脫、慢性腹膜炎

當歸芍藥散	當歸、川芎 各三·〇、芍藥、茯苓、白朮、澤瀉 各四·〇	妊娠中의 障害、不妊症、流産癖、月經不順、諸種、婦人病
女神散	當歸、川芎、桂枝、白朮 各三·〇、木香二·〇、黃芩四·〇、丁香〇·五、黃連二·〇、人蔘、甘草 各一·五、香附子、兵郎 各四·〇、大黃一·〇	血道、更年期障害
人蔘湯	人蔘、白朮、乾姜、甘草 各三·〇	胃腸가 다루、胃潰瘍、胃아토니、胃下垂、小兒自家中毒、神經症急性
麥門冬湯	麥門冬一〇·〇、半夏、硬米 各五·〇、大棗三·〇 人蔘 甘草 各二·〇	急性咽喉炎、糖尿病、氣管支炎
麥門冬飮子	麥門冬七·〇、人蔘、瓜呂根 各二·〇、知母葛根 各三·〇、生地黃四·〇、茯苓六·〇、五味子、甘草、竹葉 各一·〇	糖尿病、肺結核、慢性氣管支炎
八味丸	八味地黃湯과 同一함	糖尿病、慢性腎臟炎、腰痛、前立腺肥大、高血壓症、動脈硬化症、成人의 夜尿症、인포텐스
八味地黃湯	地黃五·〇、山茱萸、山藥、澤瀉、茯苓、牡丹皮 各三·〇、桂枝一·〇、附子〇·五	
半夏厚朴湯	半夏六·〇、茯苓五·〇、生姜四·〇、厚朴三·〇、	神經症、氣管支喘息

藥方名	藥味	應用病名
	蘇葉二·○	姙娠惡阻
半夏瀉心湯	半夏五·○、黃芩、乾姜、人蔘、甘草、大棗 各二·五、黃連一·○、	胃腸가다루
半夏白朮天麻湯	半夏、白朮、陳皮、茯苓 各三·○、麥芽、天麻、生姜、神曲 各二·○、黃耆、人蔘、澤瀉 各一·五、黃栢、乾姜 各一·○	頭痛、目眩、노이로ー제、慢性胃腸虛弱者의 頭痛、胃腸虛弱者의 高血壓症
白虎湯	知母五·○、粳米八·○、石古一五·○、甘草二·○	感冒、肺炎、熱性病、皮膚病
白虎加人蔘湯	知母五·○、粳米八·○、石古一五·○、甘草二·○、人蔘一·五	右의 應用外에 日射病、糖尿病、精神錯亂
附子理中湯	附子一·○、人蔘、白朮、甘草、乾姜 各三·○	人蔘湯에 準하는 外에 神經痛、노이로ー제、前立腺肥大、萎縮腎
變製心歸飮	桂枝、兵郞 各二·五、茯苓、半夏 各五·○、木通三·○、蘇子、土別甲、枳實 各二·○、桑白皮、甘草、吳茱萸 各一·○	老人性心不全
防已黃耆湯	防已、黃耆 各五·○、白朮、生姜、大棗 各三·○、甘草一·○	肥滿症、關節炎、류마치스

처방	구성	적응증
防風通聖散	當歸、芍藥、川芎、梔子、連翹、薄荷、生姜、荊芥、防風、麻黃 各一・二、大黃、芒硝 各一・五、吉更、黃芩、石古、甘草 各二・〇、滑石三・〇	高血壓症、腦溢血、動脈硬化症、肥滿症、慢性腎炎、糖尿病、皮膚病、喘息 其他많음
補中益氣湯	黃耆、人蔘、白朮 各四・〇、當歸三・〇、陳皮、生姜、大棗、柴胡 各二・〇、甘草一・五、升麻一・〇	虛弱者의 感冒、胸膜炎、肺結核、腹膜炎、裏弱、脫肛、子宮脫、病後 其他
補中治濕湯	人蔘、白朮、茯苓、橘皮、麥門冬、當歸、木通、黃芩、厚朴、升麻 各三・〇	慢性腎炎、로이로-제
麻黃湯	麻黃、杏仁 各二・〇、桂枝四・〇、甘草一・五	感冒、氣管支炎、關節炎류마-치스、氣管支喘息、乳兒의 鼻塞
麻杏甘石湯	麻黃、杏仁 各四・〇、甘草二・〇、石古一〇・〇	氣管支炎、氣管支喘息、百日咳、小兒感冒
木防已湯	防已四・〇、石古一〇・〇、桂枝、人蔘 各三・〇	心臟病、心臟性喘息、腎臟病
亂髮霜	頭髮의 黑燒三〇～六〇구램을 一日量으로 하여 三回에 分服한다。	腎臟結核、膀胱結核
六君子湯	人蔘、白朮、茯苓、半夏 各四・〇、陳皮、生姜、大棗 各二・〇、甘草一・〇	胃아토니、胃下垂、虛弱者의 胃腸가다루、慢性腹膜炎、虛弱者의 胃潰瘍、虛弱兒童、神經症

藥方名	藥味	應用病名
苓姜朮甘湯	茯苓六·〇、乾姜、白朮 各三·〇、甘草二·〇	坐骨神經痛、冷症
苓桂瀉甘湯	茯苓六·〇、桂枝、白朮三·〇、甘草二·〇	心臟病、慢性腎炎、喘息、神經症、眼病、高血壓
龍胆瀉肝湯	車前子、黃芩、澤瀉 各三·〇、木通、地黃、當歸 各五·〇、梔子、甘草、龍胆 各一·五	淋疾、下疳、尿道炎、膀胱炎、陰部痒痛、濕疹、바리톤腺炎、子宮內膜炎、睾丸炎
六馬忍翹湯	馬明退、鬱金 各二·〇、石古五·〇、紅花一·〇、大黃〇·五、甘草、忍冬、連翹 各一·〇、但 此處方은 小兒用이며 分量도 小兒量임。	小兒濕疹
露蜂房	山蜂의 巢 三〇~六〇그램을 粉末하여 一日三回로 分服한다。	腎臟結核
溫清飲	當歸、地黃 各四·〇、芍藥、川芎、黃芩 各三·〇、梔子、黃連、黃栢 各二·〇	諸種出血、月經過多、子宮出血、下血濕疹、高血壓、神經症、血道
溫胆湯	半夏、茯苓 各六·〇、生姜、陳皮 各三·〇、竹茹、只實、甘草 各二·〇、	不眠症、神經症、大病後의 衰弱
乙字湯	柴胡六·〇、甘草三·〇、黃芩四·〇、當歸六·〇 升麻二·〇、大黃一·〇	痔疾
瓜呂只實湯	當歸、茯苓、貝母 各三·〇、瓜呂仁、吉更、黃芩、	慢性의 咳、氣管支

	生姜 各二·〇、縮砂、木香、甘草、梔子、只實、竹茹 各一·〇	炎、氣管支喘息、氣管支擴張症
歸脾湯	黃耆三·〇、人蔘、白朮、茯苓、酸棗仁、龍眼肉 各三·〇、當歸、遠志、大棗 各二·〇、甘草、木香 各一·〇	各種의 出血、健忘症、不眠症、神經症、白血症、반치氏病
桂枝湯	桂枝、芍藥、大棗、生姜 各四·〇、甘草二·〇	感冒、神經症、頭痛류ー마치스寒冷에 依한 腹痛
桂麻各半湯	桂枝三·五、芍藥、生姜、甘草、麻黃、大棗 各二·〇、杏仁二·五	感冒、氣管支炎
香蘇散	香附子四·〇、蘇葉二·〇、陳皮三·〇、生姜三·〇、甘草二·〇	感冒、神經症 魚肉의 中毒
五積散	白朮四·〇、陳皮、茯苓、半夏、當歸 各二·〇、厚朴、芍藥、川芎、白芷、只實、吉更、乾姜、桂枝、麻黃、大棗、生姜、甘草 各一·〇	胃가다루、神經痛
香砂六君子湯	六君子湯에 香附子 二·〇、縮砂、藿香 各一·〇을 加한다。	六君子湯症으로서 腹痛할때、神經症、神經痛 胃腸가다루
柴胡桂枝湯	柴胡五·〇、半夏四·〇、桂枝、黃芩、人蔘、芍藥、生姜、大棗 各二·〇、甘草一·五	感冒、氣管支炎、肺炎、胃十二指腸潰瘍、肝炎、胆石症、胆襄炎

藥方名	藥味	應用病名
四物湯	當歸、川芎、芍藥、地黃 各三·〇	月經異常、子宮出血、血道、高血壓、皮膚病、諸種의 貧血
小承氣湯	大黃、只實 各二·〇、厚朴三·〇	腸閉塞症의 初期、肥胖症、高血壓症、常習便秘
神秘湯	麻黃五·〇、杏仁四·〇、厚朴三·〇、陳皮、甘草、柴胡 各二·〇、蘇葉一·五	小兒의 感冒 喘息性氣管支炎 氣管支喘息
喘四君子湯	人蔘、厚朴、蘇子、陳皮 各二·〇、茯苓、當歸、白朮 各四·〇、縮砂、木杏、沈香、甘草 各一·〇、桑白皮一·五	氣管支喘息 肺氣腫
七物降下湯	四物湯에 黃耆三·〇、黃栢二·〇、釣藤四·〇을 加한다。	高血壓
清濕化痰湯	天南星、黃芩、生姜、陳皮 各三·〇、半夏、茯苓、白朮 各四·〇、羌活、白芷、白芥子、甘草 各一·五	肋間神經痛、胃炎、胃아토니症
大黃牡丹皮湯	大黃二·〇、牡丹皮、芒硝 各四·〇、瓜子六·〇	虫垂炎의 初期、盲腸炎、直腸炎、痔疾、婦人科炎症、骨盤腹膜炎
大建中湯	蜀椒二·〇、乾姜五·〇、人蔘三·〇을 煎하여 去滓	腸管蠕動不隱症、

	하고 膠飴二・○을 加하여 再煎하여 温服	腸狹窄、腹膜炎、腎結石、蛔虫
內托散	人蔘、黃耆、川芎、防風、吉更、厚朴、桂枝 各二・○ 當歸三・○、白芷、甘草 各一・○	癤疔、蜂窩織炎、慢性中耳炎、其他의 化膿症
茯苓杏仁甘草湯	茯苓六・○、杏仁四・○、甘草一・○	氣管支喘息、狹心症、心臟性喘息
附子湯	附子○・五、茯苓、芍藥 各四・○、白朮五・○、人蔘三・○	神經痛、冷에 依한 腹痛
補陰湯	人蔘、芍藥、地黃、陳皮、牛膝、破古紙、杜冲 各二・○、當歸、茯苓 各三・○、茴香、知母、黃栢、甘草 各一・○	腰痛、坐骨神經痛

◈ 편　저 ◈
정 효 섭
· 대한침술한방정통연구소 장(전)

한방 지식에서부터 한장 치료법 실제까지

만성 질환별 한방 치료기법　　정가 18000원

2014年 6月　10日 인쇄
2014年 6月　12日 발행

편　저 : 정　효　섭
발행인 : 김　현　호
발행처 : 법문　북스
〈한림원 판〉
공급처 : 법률미디어

152-050
서울 구로구 경인로 54길 4
TEL : (대표) 2636-2911, FAX : 2636~3012
등록 : 1979년 8월 27일 제5-22호
Home : www.lawb.co.kr

▮ISBN 978-89-7535-287-4 (93510)
▮파본은 교환해 드립니다.